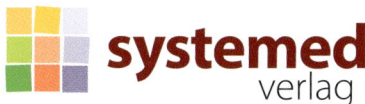

DR. TORSTEN ALBERS, DR. NICOLAI WORM, KIRSTEN SEGLER

DER LOGI MUSKEL COACH

[Inhalt]

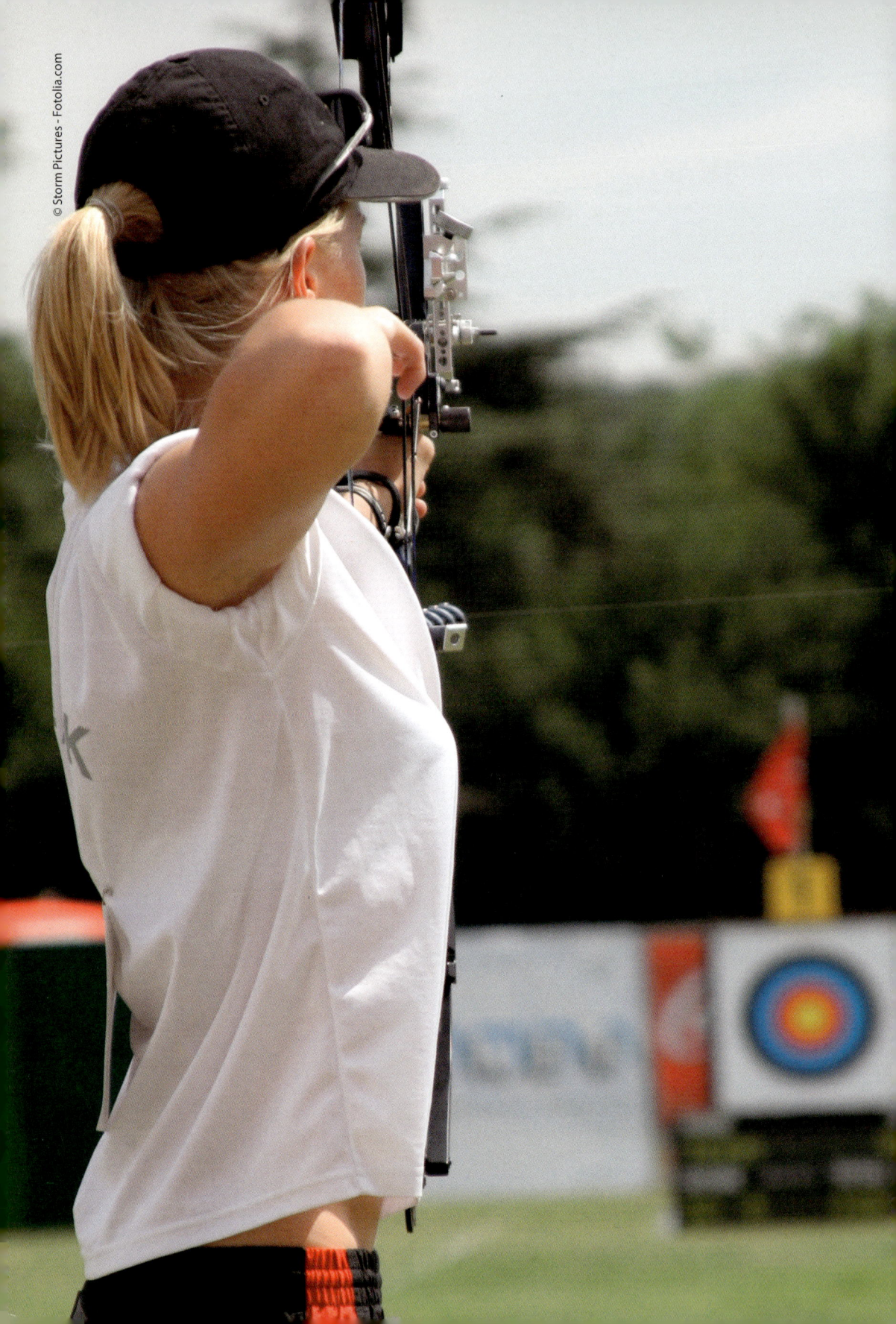

Vorwort von Dr. med. Torsten Albers

Braucht Ihr Training eine ganz neue Perspektive?

Manchmal würde ich mir im Studio am liebsten Scheuklappen aufsetzen und Wachsstopfen in die Ohren drücken, um in Ruhe trainieren zu können. Es macht mich ganz kribbelig, zu sehen, wie manche sich abrackern, aber dabei entscheidende Dinge falsch machen, sodass sie ihre Ziele vermutlich nie erreichen werden. All die Männer, die aus falschem Ehrgeiz mit Schwung zu schwere Gewichte hochreißen. Oder die Frauen, die stundenlang mit viel zu leichten Hanteln (womöglich auch noch rosafarben) herumwedeln, weil sie Angst haben, dicke Muskelpakete zu entwickeln. Ich muss mir auf die Zunge beißen, wenn ich höre, wie die Leute sich gegenseitig die heißesten neuen Tricks verraten. Hier kann ich es ja sagen: Das allermeiste davon ist kompletter Blödsinn – nachgeplapperte Werbelügen, falsche Versprechungen von schlecht ausgebildeten Trainern und Worthülsen aus Spezialzeitschriften, die ständig die Welt neu erfinden müssen.

So etwas werden Sie in diesem Buch nicht finden. Ich werde keinen neuen Trend aus heißer Luft stricken, keine alten Weine in bunte neue Schläuche umfüllen, keine Zaubertricks präsentieren und behaupten, Sie würden mit denen mühelos und über Nacht Ihre Traumfigur bekommen. Mein Ziel ist es, Ihnen ehrlich zu schildern, was Sie realistischerweise erwarten können, was sich bewährt hat und oft sogar wissenschaftlich belegt ist. Und nicht zuletzt, dass es verdammt harte Arbeit und viel Hartnäckigkeit über viele Jahre hinweg erfordert, um als Mann einen sportlich-athletischen Körper und als Frau eine durchtrainierte, feminin-ästhetische Figur zu entwickeln. Es sei denn, Sie besitzen eine fantastische Genetik und Talent für diesen Sport, sodass Sie wirklich mit jeder Art von Training und normaler Hausmannskost Fortschritte machen können. Aber dann hätten Sie sich dieses Buch vermutlich nicht gekauft …

Im Grunde kann man meine Philosophie recht einfach zusammenfassen: zurück zu den Wurzeln. Denn wenn Sie erfolgreich trainieren wollen, müssen vor allem die Grundlagen stimmen: solide Übungen, korrekt ausgeführt, mit Gewichten, die zu Ihrem aktuellen Trainingszustand und Ihren Zielen passen, kombiniert mit einer hochwertigen Ernährung, die diese Ziele unterstützt und nicht sabotiert (auch in diesem Bereich wird nämlich unglaublich viel Unsinn erzählt, sogar von Fachleuten, die es eigentlich besser wissen sollten). Das mag auf den ersten Blick langweiliger erscheinen als »Muskeln im Schlaf« zu propagieren oder alberne Tricks wie »Schneller straff und schlank mit der richtigen Hantelfarbe« – ich übertreibe absichtlich, aber leider wirklich nur ein bisschen. Was nützen Ihnen solche Traumtänzereien? Gar nichts – sie stehlen Ihnen nur Zeit, in der Sie stattdessen wirklich effektiv trainieren könnten.

Krafttraining – für jeden das richtige

Immer wieder höre ich Sätze wie »Ich trainiere so lange, bis ich Ziel × erreicht habe«. Da kann ich nur den Kopf schütteln, denn es muss doch jedem klar sein, dass man dann ruckzuck wieder verliert, was man sich erarbeitet hat! Krafttraining zu machen ist keine Phase, die man durchmacht wie den Zahnwechsel in der Kindheit, sondern eine Lebensaufgabe. Ebenso wie bei der Körperpflege ist es auch beim Krafttraining keine Frage des Geschlechts, des Alters oder dem Wunsch nach einem bestimmten Aussehen, *ob* man es machen sollte, sondern wie.

Auch Frauen brauchen Krafttraining – für einen straffen Körper, der alltägliche Aufgaben locker bewältigen kann (Wasserkisten heben!) und bis ins Alter stabile Knochen behält. Vor »unweiblich« aussehenden Muskelpaketen brauchen sie keine Angst zu haben, denn gesunde Frauen haben etwa 20-mal weniger Testosteron als Männer. Selbst wenn eine normal veranlagte Frau viermal pro Woche extrem hart trainiert, wird sie nie eine »Schrankfigur« entwickeln, sondern eher das grazil-muskulöse Aussehen einer Sprinterin.

Auch ältere Menschen brauchen Krafttraining – um möglichst lange ihre Selbstständigkeit zu bewahren, statt auf Rollator und Treppenlift angewiesen zu sein. Immer wieder wird behauptet, dass mit den Jahren Muskelmasse verloren gehe, als wäre das ein unausweichliches Schicksal. Doch das stimmt nicht. Sie schwindet, weil die Leute fauler werden oder ihnen gesundheitliche Beschwerden in die Quere kommen. Wer dagegen regelmäßig trainiert und sein Programm immer wieder anpasst, der behält seine Muskelmasse und kann mitunter sogar ein wenig zulegen. Studien mit Bewohnern von Altersheimen haben gezeigt, dass man sogar jenseits der 80 noch neu mit Krafttraining anfangen und mit einer gesteigerten Lebensqualität davon profitieren kann. Aber besser wäre es natürlich, nicht so lange zu warten, sondern den Körper rechtzeitig zu kräftigen.

Auch Übergewichtige brauchen Krafttraining – mehr noch als Ausdauersport, denn mit den Gewichten lässt sich ein größerer und nachhaltigerer Kalorienverbrauch erreichen (als Kombination sind beide natürlich erst recht unschlagbar). Zudem bremst man mit Krafttraining den Abbau von Muskelgewebe beim Abnehmen, dadurch sieht die neue Figur besser aus und lässt sich leichter halten.

Und – logo – natürlich brauchen auch alle Männer, die Muskelmasse aufbauen wollen, Krafttraining. Viele vergessen jedoch, dass für den Erfolg auch die richtige Ernährung notwendig ist. Welche Ziele Sie auch erreichen möchten – in diesem Buch finden Sie den Weg dorthin. Trotz dieser Vielfalt wird jeweils nur ein kleiner Teil des Inhalts für Sie irrelevant sein, da die meisten Prinzipien für alle Wünsche in gleichem Maße gelten.

Finden Sie Ihren Weg

Entscheidend für Ihren Weg ist aber nicht nur Ihr Ziel, sondern auch Ihr Ausgangspunkt: In welcher körperlichen Verfassung sind Sie gerade, und welche Erbanlagen bringen Sie mit?

Es hat eben nicht jeder die genetischen Voraussetzungen für die Figur einer Hollywoodschauspielerin oder Schwarzenegger in seinen besten Zeiten. Eine Studie zum Bodybuilding ergab: Jemand mit guten Genen kann mit seinem Training mindestens fünfmal bessere Ergebnisse hinsichtlich Kraftzunahme und Muskelmassezuwachs erzielen als jemand mit weniger geeigneten Erbanlagen, der exakt das gleiche Programm durchzieht. Ähnliches gilt für alle Ziele, die Sie anstreben mögen, seien es weiblich-straffe Kurven, Triathlonausdauer, Sprintertempo oder Ballgeschick. Diese Tatsache können Sie endlos verfluchen – oder zum Anlass nehmen, mehr Biss zu entwickeln und das Beste aus *Ihren* Möglichkeiten zu machen. Denn als Sportler mit mittelmäßigen oder vielleicht sogar unterdurchschnittlichen Voraussetzungen brauchen Sie zwar mehr Disziplin und müssen mehr Aufwand betreiben, aber wenn Sie dranbleiben, werden auch Sie garantiert Erfolge sehen. Wichtig ist, dass Sie sich nicht mit anderen vergleichen, sondern sich daran orientieren, was für Sie persönlich erreichbar ist.

Diese Warnung richtet sich besonders an Männer, die muskulöser werden wollen. Etwa 10 bis 20 Prozent sind sogenannte »Highresponder«, die leicht Muskelmasse aufbauen – selbst dann, wenn sie in Sachen Training und Ernährung einiges falsch machen. Das ist ungerecht, ich weiß, aber so ist es nun mal. Mehr als 60 Prozent der Männer sind durchschnittlich veranlagt; wie viel Muskelzuwachs sie erreichen können, hängt vor allem davon ab, wie effektiv sie ihr Training gestalten. Die verbleibenden 10 bis 20 Prozent gehören zu den »Lowrespondern«, manchmal auch »Hardgainer« genannt. Häufig sind es schmale, schlanke Typen, von denen viele extrem hart trainieren, aber trotzdem von den Ergebnissen enttäuscht sind. Doch auch sie können im Rahmen ihrer Möglichkeiten deutliche Erfolge erzielen, wenn das Training *und* die Ernährung perfekt strukturiert sind. Das gilt auch für diejenigen unter den Lowrespondern, die zwar nur schwer Muskeln aufbauen, aber trotzdem leicht Fett ansetzen. Je eher Sie die Möglichkeiten Ihres Körpers akzeptieren, desto schneller sind Sie frei und können Ihre Energie für sinnvollere Dinge verwenden. Anstatt unerreichbaren Idealen nachzujammern, Zeit mit Spezialübungen zu verschwenden und Geld für unnötige Nahrungsergänzungsmittel auszugeben, können Sie sich darauf konzentrieren, zu entdecken, was für Sie trotz allem machbar ist.

Denn wenn das Training und die Ernährung passen, ist das oft unglaublich viel, selbst bei genetisch weniger begünstigten Menschen! Gerade das erste Jahr ist bei allen Kraftsportlern das erfolgreichste. Die wenigen Highresponder unter den Männern können in dieser Zeit einen Zuwachs von rund zehn bis zwölf Kilogramm Muskelmasse schaffen, aber auch Lowresponder dürfen auf ein Plus von bis zu vier Kilogramm hoffen. In den folgenden Jahren wird der Zuwachs stetig geringer; zunächst bis zu acht beziehungsweise drei Kilogramm im zweiten Jahr sowie sechs beziehungsweise zwei Kilogramm im dritten. Danach geht es dann überwiegend darum, das Erreichte zu halten; allenfalls ein bis zwei Kilo Zuwachs sind dann pro Jahr noch möglich. Natürlich ist der Unterschied zwischen den High- und den Lowrespondern gewaltig, aber trotzdem haben sich auch letztere nach den drei Jahren mit konsequentem Training und Ernährungssteuerung fast zehn Kilogramm mehr Muskelmasse erarbeitet. Wenn Ihnen das wenig erscheint, dann lassen Sie sich diese Menge Fleisch doch mal beim Metzger zeigen, das ist beeindruckend! Wer jedoch wegen unrealistischer Erwartungen und neidischen Vergleichen mit anderen Frust schiebt, kommt meist nicht annähernd so weit.

Weniger ist mehr

Dieses Buch bietet Ihnen alles, was Sie als Neuling wissen müssen, um mindestens fünf Jahre trainieren zu können und sich dabei stets zu verbessern – das gilt auch für hoch motivierte Sportler. Die meisten von Ihnen werden niemals mehr brauchen als die hier geschilderten Grundlagen. Aber auch fortgeschrittene Kraftsportler werden manch Überraschendes entdecken und auch vieles, was gängigen Behauptungen widerspricht. Ich möchte Sie einladen, sich auf meine Sicht der Dinge einzulassen, die sich sowohl durch über 20 Jahre praktische Erfahrung als Trainer und Trainierender wie auch durch meine wissenschaftliche Arbeit entwickelt hat. Wenn Sie meinen Ratschlägen folgen, Ihr Training konsequent durchziehen und dranbleiben (anstatt alle vier Wochen die Richtung zu wechseln, weil Sie etwas Spannenderes gelesen haben), dann werden Sie Ihr Ziel erreichen – versprochen.

An dieser Stelle möchte ich Kirsten Segler für die hervorragende Unterstützung bei der sprachlichen Umsetzung meiner Gedanken und Dr. Nicolai Worm für seine wichtigen und kritischen Anregungen zum Ernährungskapitel danken. Ebenso Heike Lemberger und Franca Mangiameli für die Rezepte und den Eiweiß-Guide im hinteren Teil des Buches.

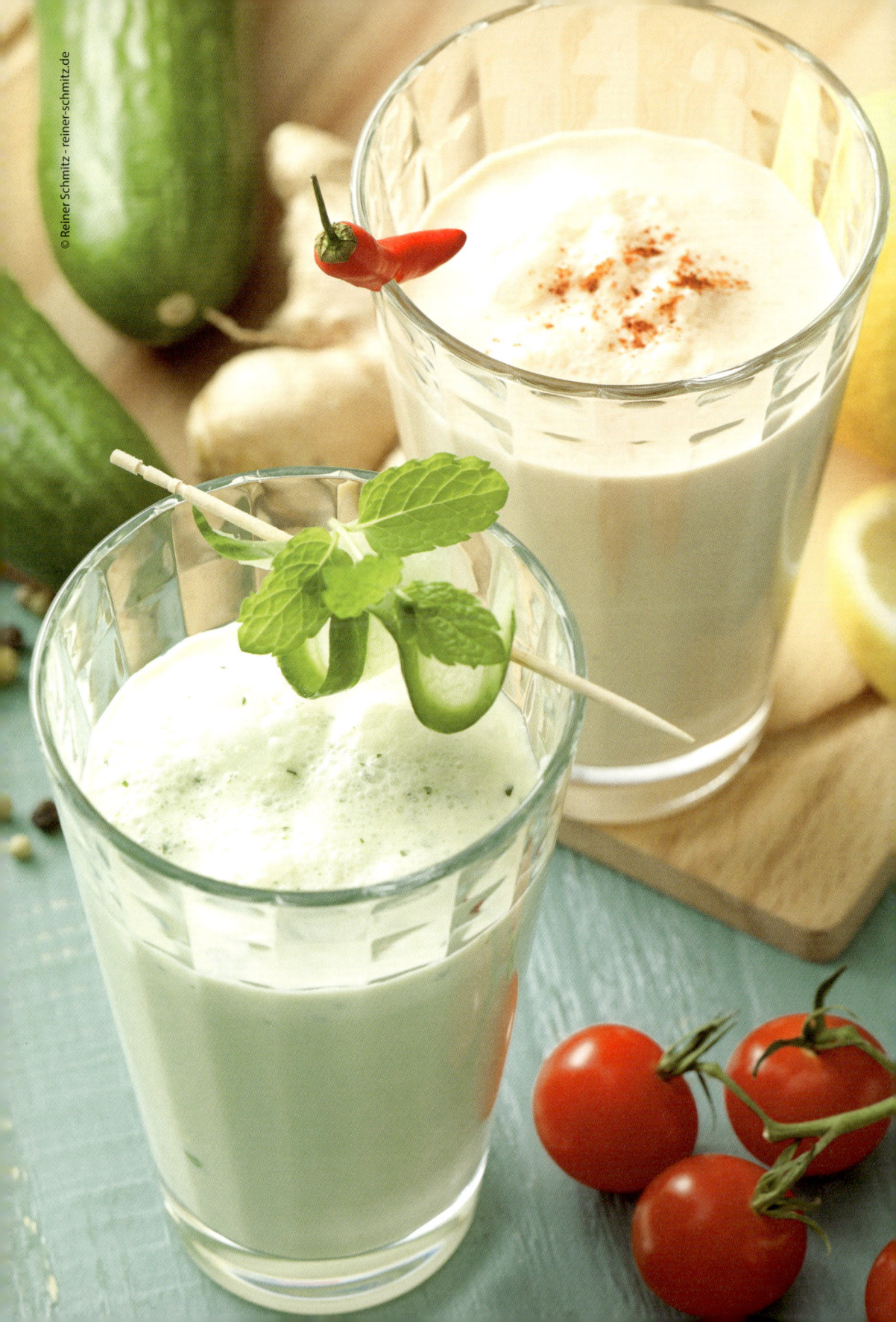

[Teil 1]
Kraftfutter: Die richtige Nahrung für Ihre Muskeln

Selbst mit dem effektivsten Muskeltraining werden Sie unter Ihren Möglichkeiten bleiben, wenn Sie nicht auch auf Ihre Ernährung achten und Ihrem Körper die richtigen »Kraftstoffe« liefern. Weil eine gute Nährstoffversorgung die Basis für Ihr Training ist, fangen wir damit an.

Übrigens: Wenn Sie ungeduldig sind und so schnell wie möglich mit dem Training anfangen wollen, können Sie erst einmal nur die kleinen Zusammenfassungen zu den verschiedenen Kapiteln lesen und später tiefer in die Materie einsteigen.

[Kapitel 1]
Wie viel Energie (ver-)brauchen Sie eigentlich?

Das Wichtigste für Ungeduldige

Viele Menschen haben keine Ahnung, wie viele Kalorien sie täglich brauchen und zu sich nehmen, nicht mal ungefähr. Im Grunde braucht man das ja auch gar nicht zu wissen, weder für die Gesundheit noch für eine gute Figur, denn der Körper ist eigentlich perfekt dafür ausgestattet, seinen Bedarf zu messen und über den Appetit zu den richtigen Nahrungsquellen zu lenken. Doch wie die große Zahl übergewichtiger Menschen zeigt, kann die Steuerung von Hunger und Sättigung in der modernen Welt leicht aus den Fugen geraten. Kein Wunder, ist das System doch auf ein aktives Leben und natürliche Nahrung wie Wurzeln, Blätter, Früchte, Nüsse, Fleisch, Fisch und Meeresfrüchte optimiert und nicht auf einen nur psychisch fordernden Alltag, der mit einer großen Pizza »Vier Käse« vor dem Fernseher ausklingt. Wer fit sein möchte und sich eine gute Figur wünscht, sollte sich also mindestens eine grobe Orientierung über den eigenen Energiebedarf beschaffen, der sich zusammensetzt aus dem Grundumsatz und dem Kalorienverbrauch durch die Bewegung. Beides wird häufig falsch eingeschätzt.

Die Energielieferanten

Wenn Muskeln sich bewegen sollen, brauchen sie dafür Energie, die von den sogenannten Makronährstoffen geliefert wird: Kohlenhydrate und Proteine mit jeweils vier Kalorien pro Gramm (siehe Einschub) sowie Fetten mit neun Kalorien pro Gramm. Alkohol ist zwar kein Nährstoff, hat aber auch Kalorien und zwar etwa sieben Kalorien pro Gramm. Die Energieausbeute ist auch deshalb unterschiedlich, weil Fettkalorien fast vollständig genutzt werden und nur maximal drei Prozent bei der Verwertung verloren gehen. Bei Kohlenhydraten sind es bis zu sechs Prozent, bei Proteinen sogar 20 bis 30 Prozent. Diesen Tatsachen (und noch einigen anderen) hat Fett seinen schlechten Ruf als Dickmacher zu verdanken – zu Unrecht, wie Sie noch sehen werden.

Um die Energie aus diesen Kraftstoffen in Bewegung umsetzen zu können, nutzt der Körper eine universelle »Währung« namens Adenosintriphosphat (kurz ATP), die Sie sich wie eine aufladbare Geldkarte vorstellen können. Wie der Name verrät, besitzt das Molekül drei Phosphatgruppen, und wann immer Enzyme eine oder auch zwei davon abspalten, wird Energie frei. Das entstehende ADP oder AMP (Adenosindiphosphat oder -monophosphat) kann dann erneut durch Anhängen von ein oder zwei Phosphatgruppen aufgeladen werden. Auf diese Weise werden im Körper täglich schätzungsweise 85 Kilogramm ATP auf- und abgebaut.

Was sind Kalorien?

Physikalisch gesehen ist eine Kalorie die Energiemenge, die nötig ist, um ein Gramm Wasser bei einem Luftdruck von 1.060 Millibar von 14,5 auf 15,5 Grad Celsius zu erwärmen. Wichtiger als diese Information ist die Tatsache, dass die Wissenschaft die Kalorie als Einheit eigentlich längst aufs Abstellgleis geschoben und durch Joule (sprich: dschuhl) ersetzt hat. Eine Kalorie entspricht dabei 4,1868 Joule. Um es noch komplizierter zu machen, werden Nährwertangaben in Kilojoule (kJ) oder Kilokalorien (kcal) angegeben. Trotzdem bleibt das Volk dickköpfig und sagt weiterhin einfach nur »Kalorien«, deshalb bleibt auch dieses Buch dabei und benutzt diesen Begriff und die Abkürzung »kcal« synonym.

Der Grundumsatz

Der größte Teil des Energieverbrauchs, nämlich 50 bis 70 Prozent, geht nicht für die Muskelaktivität drauf, sondern für den Grundumsatz. Das sind die Kalorien, die der Körper für das bloße Funktionieren braucht, selbst wenn Sie den ganzen Tag im

Bett liegen würden. Dieser Wert hängt vor allem vom Gewicht ab. Als grobe Faustformel können Sie davon ausgehen, dass Männer täglich etwa 25 Kalorien pro Kilogramm Körpergewicht als Grundumsatz verbrauchen; Frauen insgesamt etwa zehn Prozent weniger.

Beispiel:

Ein Mann, 82 kg, rechnet: 82 × 25 = 2.050 kcal Grundumsatz täglich
Eine Frau, 60 kg, rechnet: 60 × 25 = 1.500 kcal − 10 % = 1.350 kcal

Das heißt, ohne irgendeine Bewegung gemacht zu haben, würde der 82-Kilo-Mann im Laufe eines Tages also etwa 2.050 Kalorien verbrauchen und die 60 Kilogramm wiegende Frau rund 1.350 Kalorien. Wenn Sie es noch genauer wissen wollen, brauchen Sie jedoch ein bisschen mehr Mathe. Als derzeit genaueste gelten die Formeln nach Mifflin-St. Jeor. Sie lauten:

Grundumsatz (Männer) = Gewicht in kg × 10 + Größe in cm × 6,25 − Alter × 5 + 5
Grundumsatz (Frauen) = Gewicht in kg × 10 + Größe in cm × 6,25 − Alter × 5 − 161

Angenommen, unser Beispielmann wäre 184 cm groß und 27 Jahre alt, und unsere ebenfalls 27-jährige Beispielfrau käme auf eine Größe von 160 cm, dann müssten sie Folgendes rechnen:

Mann: 820 + 1.150 − 135 + 5 = 1.840 kcal/pro Tag
Frau: 600 + 1.000 − 135 − 161 = 1.304 kcal/pro Tag

Der tägliche Kalorienverbrauch kann allerdings deutlich höher liegen, wenn man sich beruflich viel bewegt oder womöglich Leistungssportler ist. Doch die meisten Menschen haben Berufe, in denen man viel sitzen muss, und auch in ihrer Freizeit leben sie eher gemütlich. Dann liegt der Verbrauch nur etwa 20 Prozent über dem Grundumsatz. Unser Beispielmann dürfte sich also nur gerade mal 368 Kalorien gutschreiben und käme auf einen Gesamtverbrauch von 2.208 Kalorien täglich, bei der Frau wären es insgesamt 1.565 Kalorien. Das ist beides nicht gerade viel, deshalb muss sich niemand wundern, wenn »Sofakartoffeln« dick werden. Wer abnehmen will, ohne seine bequeme Lebensweise aufzugeben, hat es schwer – schließlich müsste man ja noch unter diesem geringen Bedarf bleiben, um Gewicht zu verlieren. Hinzu kommt, dass der Körper in dieser Situation seinen Energieverbrauch noch weiter einschränkt. Er senkt zum Beispiel die Freisetzung von Schilddrüsenhormonen, die den Stoffwechsel aktivieren, wodurch sich unter anderem die Wärmebildung (Thermogenese) verringert – man fröstelt zwar schneller, aber es werden eben auch weniger Kalorien »verschwendet«. Zudem wird das Aktivitätsniveau gebremst, sodass man weniger unbewusste Bewegungen macht und zudem aus mehr oder weniger bewusster Unlust auf viele Handlungen verzichtet.

Der Stoffwechsel kann also durchaus »träger« sein als bei anderen, aber trotzdem sind die Unterschiede nicht so groß, dass man sich dahinter verstecken könnte. Zu behaupten, dass man deshalb so leicht zunehmen würde, weil der Stoffwechsel »eingeschlafen« sei, ist schlicht Blödsinn – selbst bei langem Fasten oder sogar wirklichem Hungern sinkt der Grundumsatz nicht ins Bodenlose. Das wurde in einer Untersuchung festgestellt, in denen die Probanden über ein halbes Jahr lang unter streng kontrollierten Bedingungen täglich mit nur der Hälfte ihres täglichen Energiebedarfs versorgt wurden. Die Studie wurde als »Minnesota Starvation Experiment« berühmt. Dabei magerten die Versuchspersonen bis auf einen Körperfettanteil von fünf Prozent ab, ihre Gedanken kreisten nur noch um Nahrung und selbst ihre Träume handelten von nichts Anderem mehr. Im Grunde wurden diese Menschen mit Hunger gefoltert (das Experiment fand 1944/45 statt, heute würde das keine Ethikkommission mehr genehmigen), und trotzdem sank ihr Grundumsatz nicht mehr als maximal 30 Prozent unter den rechnerisch ermittelten Wert.

Hiermit ist sie vom Tisch, die oft gehörte Behauptung: »Ich esse nur 800 Kalorien am Tag und trainiere mindestens eine Stunde täglich, aber ich nehme kein Gramm ab – mein Stoffwechsel ist einfach total lahm, richtig kaputt gehungert.« Wer so etwas sagt, kann entweder nicht rechnen oder »vergisst« so einiges, was im Laufe des Tages im Bauch gelandet ist.

Bringen Sie Bewegung in die Sache!

Anstatt sich etwas vorzumachen, sollte man sich lieber damit beschäftigen, wie man den Energieverbrauch erhöht: mit Bewegung. Denn auch dabei gibt es typische Irrtümer. So wird der Kalorienverbrauch bei Ausdauersportarten meist überschätzt. Beim Joggen würde unser 82-Kilo-Mann beispielsweise nur etwa 460 Kalorien verbrauchen, wenn er eine halbe Stunde unterwegs ist und in dieser Zeit fünf Kilometer schafft (entspricht einer Geschwindigkeit von zehn Stundenkilometern) – was einen Untrainierten völlig erschöpfen würde. Und eigentlich müssten Sie ja sogar rund 50 Kalorien abziehen, die der Herr selbst dann verbraucht hätte, wenn er daheim vor dem Fernseher hocken geblieben wäre. Es bleiben also nur 410 Kalorien Mehrverbrauch gegenüber dem Nichtstun – und das durch eine halbstündige Laufeinheit, die ein untrainierter Mann als »mörderisch« empfinden würde. Keine besonders beeindruckende Bilanz …

Wenn Sie skeptisch sind, können Sie Ihren Verbrauch auch selbst bestimmen, das ist ohnehin genauer als alle Rechenexperimente. Möglich ist das mit einem Herzfrequenzmesser, auch »Pulsuhr« genannt. Ein Sensor in einem Brustgurt zeichnet auf, wie schnell das Herz schlägt, was als Maß für die Intensität des Trainings dient. Diese Daten werden an einen Empfänger übertragen, in den zuvor Geschlecht, Größe, Alter, Gewicht und mitunter noch weitere Angaben einprogrammiert wurden, und der meist am Handgelenk getragen wird. Aus den Daten errechnet das Gerät dann einigermaßen genau den Kalorienverbrauch während der Messphase.

Ebenfalls überschätzt wird der Einfluss der Muskelmasse auf den Grundumsatz. Immer wieder wird behauptet, Muskeln würden allein durch ihre Existenz wesentlich mehr Energie fressen als Fettgewebe, doch leider beträgt der Unterschied gerade einmal zehn Kalorien pro Kilogramm Muskelgewebe. Selbst wenn Sie sich also durch drei Jahre intensives Muskeltraining zusätzliche zehn Kilogramm Muckis erarbeitet haben, entspricht der tägliche Mehrverbrauch gerade mal dem Gegenwert von einer Scheibe Toastbrot mit Butter. Viel interessanter ist der sogenannte »Nachbrenneffekt« des Sports, und zwar vor allem von Krafttraining. Zusätzlich zu den durch die Bewegung verheizten Kalorien bleibt der Verbrauch nach dem Training nämlich über mehrere Stunden erhöht, weil der Körper Strukturen ausbessern und neu aufbauen muss. Beim Kraftsport macht das Nachbrennen in den 24 Stunden nach der Trainingseinheit meist etwa 150 bis 200 Kalorien extra aus. Unter extremen Umständen ist sogar deutlich mehr drin. So kann das Nachbrennen bei Untrainierten, die mit einem intensiven Ganzkörperprogramm wirklich an ihre Grenzen gegangen sind, an den zwei folgenden Tagen jeweils zwischen 300 und 400 Kalorien ausmachen – und die verheizt der Körper wirklich, während Sie die Füße hochlegen. Das heißt: Wer abnehmen will, muss Krafttraining machen! Aber darauf kommen wir später noch zurück.

Auch das genaueste Wissen um Ihren Energieverbrauch nützt allerdings wenig, wenn Sie nicht mal ahnen, wie viele Kalorien Sie zu sich nehmen. Ich kann jedem nur empfehlen, eine Zeitlang alles aufzuschreiben, was in den Mund wandert – zwei Wochen reichen meist schon, um eine ordentliche Überraschung zu erleben. Sie gewinnen noch mehr aus dieser Übung, wenn Sie sich eine Nährwerttabelle besorgen und überschlagen (oder sogar abwiegen und ausrechnen), wie viele Kalorien Sie zu sich genommen haben. Wenn Sie noch motivierter sind, können Sie sich zudem genauer mit den Inhaltsstoffen der Nahrungsmittel beschäftigen – sind sie reich an Kohlenhydraten oder liefern sie eher Eiweiß oder Fett? Kaum jemand zieht so eine Analyse ohne mehrere persönliche Aha-Erlebnisse durch.

Ich halte allerdings nichts davon, auf Dauer jeden Bissen abzuwiegen und auseinanderzunehmen; das ist eine unnötige Quälerei, die jeden Genuss beim Essen zerstören kann. Lernen Sie lieber, auf Ihren Körper zu hören und Hunger von purer Esslust zu unterscheiden sowie Sättigungssignale rechtzeitig wahrzunehmen. Wenn Sie dann noch die wichtigsten Fakten über die verschiedenen Nährstoffe kennen, können Sie mit Kantinenessen, Geburtstagsbüfetts und Mamas Sonntagsmenü genauso souverän umgehen wie mit perfekt auf Ihre Bedürfnisse abgestimmte Mahlzeiten aus Ihrer eigenen Küche.

Da stellt sich natürlich gleich die Frage, wie gesunde Mahlzeiten überhaupt aussehen sollten und welche Ernährung für die verschiedenen sportlichen Ziele die richtige ist. Zu diesem Thema gibt es so viele Meinungen, dass einem schwindelig werden könnte. Nicht auszurotten sind vor allem die Ansichten, dass Fette fett machen, Kohlenhydrate für die Leistungsfähigkeit von Hirn und Muskeln unverzichtbar sind und zu viel Protein gefährlich für die Nieren ist. Lassen Sie uns all diese Behauptungen doch einmal genauer ansehen.

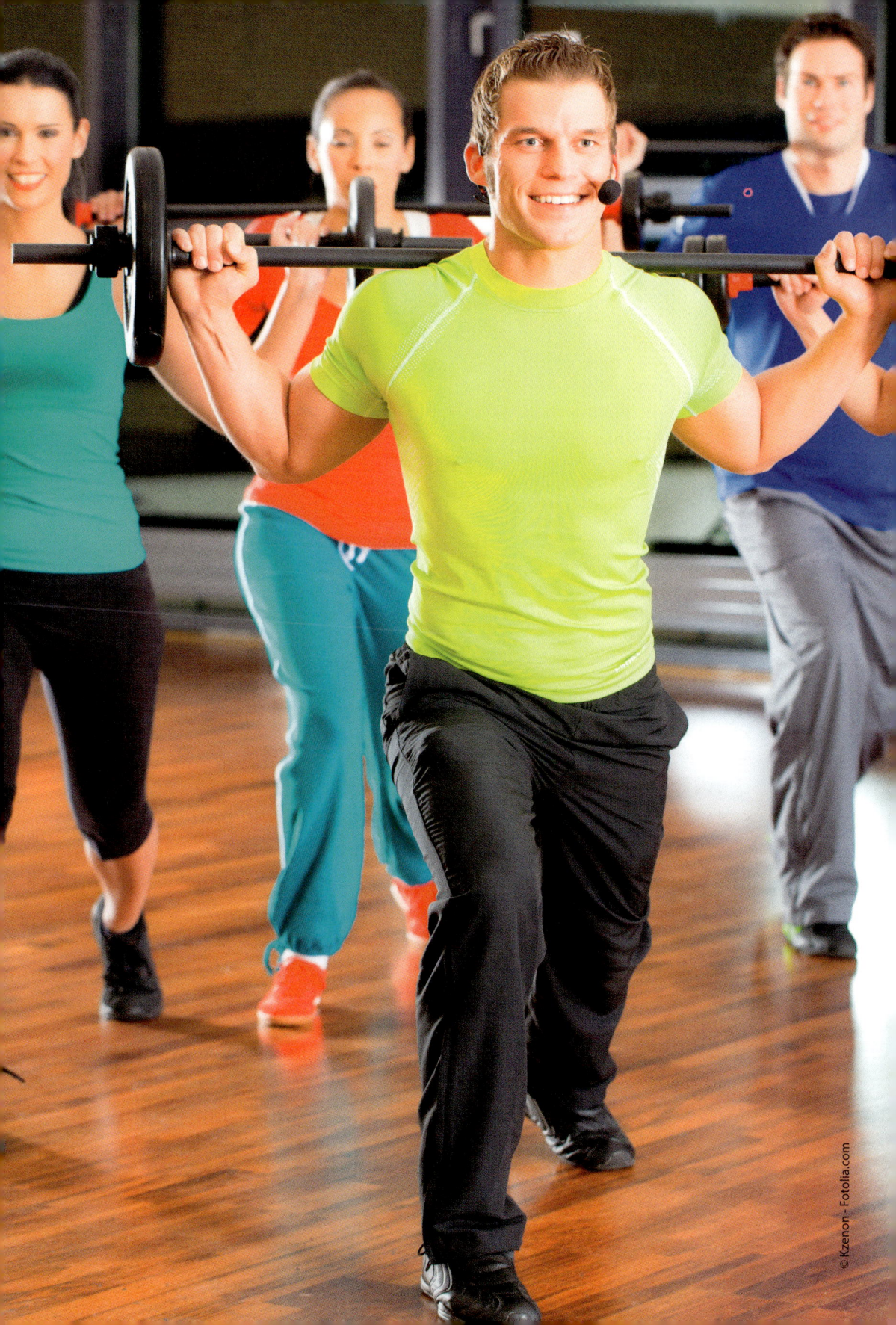

[Kapitel 2]
Kohlenhydrate: Der gefährliche Supersprit

Das Wichtigste für Ungeduldige

Obwohl sie noch immer als Basis der Ernährung gelten, gehören Kohlenhydrate nicht zu den essenziellen Nährstoffen – das heißt, man könnte sie komplett weglassen, ohne gesundheitlich Schaden zu nehmen. Der Körper würde dann die kleine unverzichtbare Menge aus Proteinen selbst herstellen.

Alle für den Körper als Energie verwertbaren Kohlenhydrate sind entweder Stärke- oder Zuckerverbindungen und werden bei der Verdauung in die Einzelbausteine zerlegt und gegebenenfalls in der Leber noch umgebaut, um dann als Glukose oder »Blutzucker« den Geweben zur Verfügung zu stehen. Dieser dient vor allem als schnell verfügbare Energiequelle für die Zellen, doch damit er dort überhaupt hineingelangen kann, wird Insulin als »Türöffner« benötigt. Chronisch hohe Insulinspiegel, bedingt durch eine kohlenhydratreiche Ernährung und wenig Bewegung, erhöhen jedoch das Risiko für Diabetes, Herzinfarkte und Krebs. Darüber hinaus regt das Hormon das Wachstum von Fettpolstern an – aber eben auch den Aufbau von Muskelgewebe.

Wie Sportler am besten die positiven Effekte von Kohlenhydraten und Insulin nutzen können und die negativen in Grenzen halten, hängt von ihren Zielen ab – ob sie (auch) Fett loswerden wollen, ob sie anspruchsvolle Ausdauerleistungen anstreben und ob es ihnen leicht oder schwer fällt, Gewicht zuzulegen.

Vom Brot zum Blutzucker

Noch immer gilt die offizielle Richtlinie – zum Beispiel der Deutschen Gesellschaft für Ernährung – »reichlich« Kohlenhydrate zu essen; Kartoffeln und Getreideprodukte wie Brot, Müsli, Nudeln und Reis sollen gut die Hälfte der täglichen Kalorien ausmachen. Doch vor allem für Menschen, die sich wenig bewegen, ist diese Empfehlung fatal. Das wird schnell klar, wenn man sich anschaut, wie Kohlenhydrate im Stoffwechsel verwertet werden. Alle für den Körper als Energie verwertbaren Kohlenhydrate bestehen aus drei Einfachzuckern (Monosacchariden): Glukose (Traubenzucker), Fruktose (Fruchtzucker) oder Galaktose sowie Kombinationen daraus. So ist beispielsweise Haushaltszucker ein Zweifachzucker (Disaccharid) aus jeweils einem Molekül Glukose und einem Molekül Fruktose, während sich Laktose (Milchzucker) aus Glukose und Galaktose zusammensetzt. Stärke besteht aus langen Glukoseketten und ist damit ein Vielfachzucker (Polysaccharid). Bei der Verdauung müssen diese Verbindungen gespalten und gegebenenfalls noch in der Leber zu Glukose umgebaut werden. Als »Blutzucker« stehen die Glukosemoleküle schließlich den Geweben zur Verfügung.

Je schneller Kohlenhydrate auf diese Weise verarbeitet werden können, desto schneller steigt auch der Blutzuckerspiegel. Dieser Zusammenhang wird mit dem »glykämischen Index« (GI) ausgedrückt, der die frühere Einteilung in »komplexe« langkettige und »einfache« kurzkettige Kohlenhydrate abgelöst hat. Doch um die Wirkung auf den Blutzuckerspiegel bewerten zu können, reicht auch der GI nicht aus, weil dabei die Menge der tatsächlich verzehrten Kohlenhydrate in einem Lebensmittel oder einer Mahlzeit nicht berücksichtigt wird. Diese Anforderung erfüllt die Bestimmung der »glykämischen Last« (GL, siehe Einschub). Zwar hängt die Blutzuckerwirkung auch von der Verarbeitung der kohlenhydratreichen Lebensmittel ab – feineres Vollkornmehl ist beispielsweise leichter verdaulich als grobes Schrot – und ebenso davon, welche Nähr- und Ballaststoffe die Mahlzeit sonst noch liefert. Inzwischen weiß man aber, dass der GL-Wert die Blutzuckerwirkung trotz dieser Einflüsse so genau vorhersagt, dass die Restunsicherheit vernachlässigt werden kann.

Glykämischer Index und glykämische Last

Der glykämische Index (abgekürzt GI oder veraltet Glyx) gibt an, wie schnell und stark ein kohlenhydrathaltiges Lebensmittel den Blutzuckerspiegel anhebt verglichen mit reiner Glukose (Traubenzucker), die den Wert 100 zugeordnet bekommen hat. Kohlenhydrate mit einem GI von über 70 fluten schnell ins Blut, während solche mit einem GI unter 55 eher langsam hineintröpfeln. Achten Sie bei GI-Tabellen aber darauf, ob als Referenz tatsächlich Glukose verwendet wurde oder Weißbrot. Um die Zahlen vergleichen zu können, müssen die Weißbrotwerte angepasst werden; sie sind jeweils etwa 30 Prozent niedriger als der entsprechende Glukosewert.

Doch der Index allein taugt nur für wissenschaftliche Zwecke, denn er bezieht sich zur besseren Vergleichbarkeit immer auf 50 Gramm verwertbare Kohlenhydrate des jeweiligen Lebensmittels. Es ist jedoch völlig unterschiedlich, wie viel man essen müsste, um diese Menge zu erreichen. Kürbis zum Beispiel hat mit 75 einen recht hohen GI, liefert pro 100 Gramm aber nur fünf Gramm verwertbare Kohlenhydrate. Man müsste also ein Kilogramm Kürbis futtern, um 50 Gramm Kohlenhydrate zu verzehren. Dagegen würde von Pommes frites, die ebenfalls einen GI von 75 aufweisen, aber 32 Gramm verwertbare Kohlenhydrate pro 100 Gramm enthalten, schon eine Portion von 156 Gramm ausreichen.

Um nicht nur die Qualität, sondern auch die Quantität der Kohlenhydrate zu berücksichtigen, wurde das GI-Konzept um die »glykämische Last« (GL) erweitert. Man berechnet sie, indem man den GI durch 100 teilt und das Ergebnis mit der Menge der verzehrten Kohlenhydrate multipliziert. Um die glykämische Last von 200 Gramm Kürbis zu bestimmen, müssten Sie also folgende Rechnung aufmachen: 200 Gramm Kürbis enthalten 2×5 Gramm verwertbare Kohlenhydrate mit einem GI von 75. Daraus ergibt sich:

$$75 \div 100 = 0{,}75 \text{ und } 0{,}75 \times 2 \times 5 = 7{,}5$$

Die GL dieser Mahlzeit beträgt also gerade mal 7,5 – bei einer 200-Gramm-Portion Pommes wären es 48! Da fehlt dann nicht mehr viel bis zur täglichen GL-Grenze von 110 bis 120, die Übergewichtige und körperlich wenig aktive Menschen Studien zufolge nicht überschreiten sollten, um der Entwicklung von Übergewicht und Diabetes vorzubeugen.

Gefahr für Bewegungsmuffel

Im Körper gibt es nur zwei Gewebe, die auf den Blutzucker Glukose wirklich angewiesen sind, weil sie keine andere Energiequelle nutzen können – das sind die roten Blutkörperchen und das Nierenmark. Nein, das Gehirn gehört *nicht* dazu. Es ist zwar in der Tat ein Großabnehmer des Blutzuckers, braucht ihn aber nur für etwa 20 bis 30 Prozent seines Energiebedarfs wirklich zwingend. Der gesamte lebensnotwendige Bedarf an Glukose lässt sich durch den Umbau von Proteinen in der Leber decken, die sogenannte Gluconeogenese. Der Rest des Energiebedarfs kann komplett durch Fett gedeckt werden. Um das Gehirn zu versorgen, müssen daraus allerdings zunächst »Ketonkörper« hergestellt werden (siehe Einschub).

Ketogene Ernährung

Beim (Heil-)Fasten oder wenn die Nahrung nur sehr wenig Kohlenhydrate liefert (meist weniger als 50 Gramm täglich), bildet der Körper aus Fett schnell verwertbare Moleküle namens Ketonkörper und nutzt diese für die Energieversorgung – gerade auch für das Gehirn. Es handelt sich dabei um einen völlig normalen Stoffwechselweg, der sich in der Evolution herausgebildet hat, weil leicht verdauliche Kohlenhydrate in der Natur selten sind. Erst mit dem Ackerbau eroberten sie im großen Stil die menschliche Ernährung. Das Signal, diesen Weg zu beschreiten, ist ein niedriger Insulinspiegel. Man sagt dann, der Körper »geht in die Ketose«. Diesen Zustand darf man aber nicht mit der »Ketoazidose« verwechseln; dabei handelt es sich um eine lebensbedrohliche Stoffwechselentgleisung, die bei Typ-1-Diabetikern durch absoluten Insulinmangel hervorgerufen wird.

Die sogenannte ketogene Ernährung, also der Ersatz von Kohlenhydraten durch Fett, wird in jüngster Zeit intensiv erforscht, weil sie sich bei der Behandlung von epileptischen Kindern bewährt hat und bei Krebspatienten möglicherweise Stoffwechselveränderungen unterbinden kann, mit denen viele Tumore einen Großteil der im Körper verfügbaren Energie für sich abzweigen. Dadurch soll zum einen das Tumorwachstum gebremst werden und zum anderen hilft die fettreiche Ernährung den Patienten, ihr Gewicht zu halten und körperlich bei Kräften zu bleiben. Für Übergewichtige ist diese Ernährungsweise dagegen interessant, weil sie ohne den Einfluss von übermäßig viel Insulin leichter überflüssige Fettpolster abbauen können. Immer wieder wird jedoch behauptet, dass man durch den Verzicht auf Kohlenhydrate schlechte Laune bekäme und sich unkonzentriert und schlapp fühlen würde. Das passiert jedoch nicht, wenn man es richtig macht und den Fettanteil ausreichend erhöht, nämlich auf 65 bis 80 Prozent.

Wird der Körper üppig mit Kohlenhydraten versorgt, gelangt viel Glukose in den Blutkreislauf. Weil Zucker jedoch gefährlich für die Gefäße ist, muss er schnell in die Zellen geschleust werden. Dort wird er entweder gleich verbraucht oder als Glycogen in Leber- oder Muskelzellen eingelagert. Die Speicher sind aber nur klein: Der Vorrat umfasst normalerweise insgesamt gerade mal 300 bis 400 Gramm; bei muskulösen Athleten können es auch mal bis zu 600 Gramm sein. Doch mehr zu horten wäre für den Körper eine zu große Belastung, weil jedes Gramm Glycogen die dreifache Menge Wasser an sich bindet.

Aber eigentlich sollen die Glycogenvorräte in Muskeln und Leber ohnehin vor allem der Joker für Notfälle sein, bei denen schnell viel Energie gebraucht wird – also zum

Beispiel, um dem Säbelzahntiger zu entkommen oder mit einem Sprint die U-Bahn noch zu erreichen. Belastungen, bei denen das Herz weniger als 70 Prozent seiner maximalen Pulsfrequenz erreicht, lassen sich dagegen weit überwiegend mit Fett abdecken – theoretisch. In der Praxis muss der Körper jedoch erst mal die potenziell schädliche Glukose loswerden. Doch wohin damit, wenn es gerade gemütlich zugeht und zudem die Glycogenspeicher randvoll sind, weil nur die Muskeln der tippenden und klickenden Finger genug Bewegung bekommen?

Wer sich nur selten körperlich anstrengt, aber trotzdem kohlenhydratreich isst, erzeugt einen gewaltigen Überfluss an Glukose – mit der Folge, dass dieser Zucker in Fett umgewandelt und in Fett- und Muskelzellen abgelagert wird. Zu viele Fetteinlagerungen ohne anspruchsvolles Muskeltraining macht das Muskelgewebe unempfindlicher gegen das Hormon Insulin, das als »Türöffner« die Glukose in die Zellen schleusen soll. Die Bauchspeicheldrüse muss also mit der Zeit immer mehr Insulin ausschütten, um seine Aufgabe doch noch erfüllen zu können. Wenn diese Entwicklung eine gewisse Grenze überschreitet, spricht man von »Insulinresistenz«. Sobald die überlastete Bauchspeicheldrüse diese ungewöhnlich hohen Insulinmengen nicht mehr produzieren kann, um mit dem Blutzucker fertig zu werden, wird man zum Diabetiker. Die gute Nachricht: Untersuchungen zeigen, dass sich diese Entwicklung mit mehr Bewegung und einer deutlich energie- und kohlenhydratreduzierten Ernährung teilweise oder sogar ganz umkehren lässt.

Doch viele Menschen wissen gar nicht, dass sie auf eine Insulinresistenz zusteuern oder bereits mittendrin sind. Das Blut wird also nach jeder kohlenhydratreichen Mahlzeit viel zu lange mit Glukose, Insulin und auch Fett überlastet, denn bei einem hohen Insulinspiegel ist die Fettverbrennung gehemmt. Diese Situation verschlechtert selbst bei normalgewichtigen Menschen die Blutfett- und Gerinnungswerte deutlich und kann zu gefährlichen Ablagerungen an den Arterienwänden führen. Deshalb ist nicht nur das Risiko für Diabetes erhöht (mit all seinen Folgen wie Nierenversagen, Erblindung und Amputationen abgestorbener Gliedmaßen), sondern auch das für Bluthochdruck, Herzinfarkte, Schlaganfälle und andere Herz-Kreislauf-Erkrankungen. Angesichts dieser Tatsachen ist es unfassbar, dass Kohlenhydrate noch immer für alle Menschen als Hauptenergiequelle empfohlen werden.

Richtig trinken

Selbstverständlich dürfen Sie jederzeit etwas trinken – aber Sie *müssen* nicht, wenn Sie keinen Durst haben. Ich halte nichts davon, ständig an der Trinkflasche zu nuckeln nach dem Motto »Viel ist gut, noch mehr ist besser«; das gilt sowohl für das Trinken im Tagesverlauf als auch beim Sport. Bei Belastungen von unter einer Stunde schwitzt man normalerweise gar nicht so viel, dass man in dieser Zeit überhaupt etwas trinken müsste, um leistungsfähig zu bleiben (was ja meist als Begründung für die Empfehlung, beim Sport viel zu trinken, angeführt wird). Zumal die Füllung des Magens bei großer Anstrengung ja auch unangenehm sein kann. Wenn es brüllend heiß ist, mag die Sache anders aussehen.

Auch im Leistungssport haben sich die Empfehlungen zum Thema Trinken geändert. So gilt ein leichtes Flüssigkeitsdefizit von bis zu zwei Prozent bei Laufsportarten inzwischen sogar als Vorteil, weil der Athlet dadurch entsprechend weniger Gewicht bewegen muss. Studien haben ergeben, dass Top-Langstreckenläufer oft intuitiv genau spüren, wie viel sie trinken müssen, um unterm Strich mit einem Flüssigkeitsverlust von 1,5 Litern im Ziel anzukommen. Der Vorteil durch das geringere Gewicht ist dabei größer als der (ohnehin minimale) Rückgang der Leistungsfähigkeit durch die nicht optimale Hydrierung. Diese ist zudem allemal besser als ein Hirnödem zu riskieren, indem man im Verlauf der mehrstündigen Belastung zu viel natriumarme Flüssigkeit zu sich nimmt. Tatsächlich ist das viel häufiger der Grund für Zwischenfälle als der Hitzekollaps wegen hoher, nicht ausgeglichener Schweißverluste.

Bevor Sie jetzt sagen »Aber es heißt doch immer ...«, sollten Sie sich vor Augen halten, dass die pauschale Empfehlung, täglich mindestens zwei Liter zu trinken, auf einer Aussage des US-amerikanischen Food and Nutritional Boards von 1945 beruht und 1974 von dem Ernährungswissenschaftler Dr. Frederick J. Stare in ähnlicher Form erstmals in einem Fachbuch für Ernährung aufgegriffen wurde. Das Pikante hierbei: Bei beiden Empfehlungen ging es erstens um die gesamte Flüssigkeitszufuhr pro Tag, also inklusive des Wassergehalts von Lebensmitteln wie Obst, Gemüse, Suppen und Milchprodukten, und zweitens wurden die zwei Liter keineswegs als Untergrenze angesehen. Von »mindestens«, wie es heute oft zu lesen ist, war keine Rede. Darüber hinaus wurden alle Getränke als gleichwertig angesehen – Wasser, Limonaden, Kaffee, Tee, Säfte, Milch, ja sogar alkoholische Getränke!

Bei keiner der beiden Quellen gibt es Hinweise darauf, auf welcher physiologischen Grundlage die Werte zustande gekommen sein sollen. Selbst eine vielleicht plausibel erscheinende Orientierung wie »ein Milliliter pro aufgenommener Kalorie« wäre wohl eher eine über den Daumen gepeilte Pauschalempfehlung. Glauben Sie wirklich, dass das Durstempfinden – ein für das Überleben so wichtiger Mechanismus zur adäquaten Regulierung des Wasserhaushaltes – so schlecht funktioniert und man »austrocknen« könnte, wenn man nicht bei jeder Gelegenheit schluckweise etwas trinkt? Wenn das wahr wäre, hätte es der Mensch in der Evolution vermutlich nicht sehr weit gebracht ... Als gesunder Erwachsener können Sie sehr wohl auf Ihr Durstgefühl vertrauen und sich im mitteleuropäischen Klima auch im Sommer ohne die 1,5-Liter-Wasserflasche aus dem Haus trauen, ohne Angst vor dem Verdursten haben zu müssen. »Über den Durst zu trinken« ist nur dann sinnvoll, wenn Sie zu Nierensteinen oder Harnwegsinfektionen neigen. Dabei sollten Sie auch bedenken: Wer täglich fünf Liter oder mehr Leitungs- und Mineralwasser trinkt, kann unter Umständen langfristig den Mineralhaushalt aus dem Gleichgewicht bringen, anstatt sich etwas Gutes zu tun.

Abgesehen von Ihrem Durst haben Sie ja auch noch eine weitere Möglichkeit, Ihren Flüssigkeitshaushalt zu kontrollieren: Ihren Urin. Der erste am Morgen taugt nicht zur Analyse, aber bei allen weiteren Toilettengängen lohnt sich ein prüfender Blick. Wenn Ihr Urin hellgelb ist oder sogar fast durchsichtig, dann trinken Sie auf jeden Fall genug. Diese Analyse ist viel aussagekräftiger als alle Pauschalempfehlungen. Erstens schwitzen manche Menschen viel mehr als andere, zweitens sind die Gegebenheiten an jedem Tag verschieden und drittens ändert sich Ihr Bedarf ja auch danach, was Sie sonst gegessen haben – Wassermelone oder Knäckebrot, Fruchtjoghurt oder salzige Brezeln.

Ist Ihr Urin allerdings eher dunkelgelb, sollten Sie wirklich mehr trinken. Auch Kopfschmerzen am Nachmittag könnten ein Zeichen dafür sein, dass es Ihrem Gehirn ein bisschen zu trocken ist. Trinken Sie aber lieber kleinere Mengen über den Tag verteilt als eine ganze Flasche auf einmal. Da bekommt nämlich nur die Niere sehr plötzlich mehr zu tun und die Flüssigkeit »rauscht durch«, ohne dass sie Ihren Zellen etwas nützen würde.

Entscheidend ist, dass Sie sich von zuckerhaltigen Getränken fernhalten, denn deren Wirkung ist fatal. Sie kippen sich damit nicht nur unnötige Kalorien ohne irgendwelche wertvollen Nährstoffe rein; Untersuchungen zufolge bleiben diese Kalorien offenbar zudem an sämtlichen Messfühlern im Körper unbemerkt. Das heißt: Sie lösen keine Sättigung aus und bremsen auch später den Appetit nicht – im Gegenteil! Weil die Zuckerkalorien aus Getränken den Blutzuckerspiegel rasant in die Höhe treiben und eine starke Insulinsekretion nach sich ziehen, fördern sie sogar den Hunger. Schon ein Glas Limonade, Cola, Eistee oder ähnliche Getränke pro Tag erhöhen langfristig das Risiko von Fettleibigkeit um 31 Prozent, ähnliche Zahlen ergeben sich für Erkrankungen wie das metabolische Syndrom und Bluthochdruck, zeigten die Daten aus der Framingham Heart Study mit mehr als 6.000 Teilnehmern. Immer mehr Studien zeigen auch einen Zusammenhang zwischen dem »Softdrink«-Konsum und den typischen Erkrankungen einer kohlenhydratreichen Ernährung: Arteriosklerose, Bluthochdruck und Diabetes. Zudem führt ein Übermaß an Fruktose zu bedrohlicher Leberverfettung, was vor allem die mit fruktosereichem Maissirup gesüßten Getränke noch gefährlicher macht. In den USA ist der »High Fructose Corn Syrup« bei Limonaden schon länger üblich. Leider sind hochwertige Obstsäfte auch reich an Fruktose, deshalb sollten sie mit ähnlichem Bedacht genossen werden wie alkoholische Getränke.

Kohlenhydrate machen fett – und muskulös!

Sobald Insulin im Blut kreist, wird nicht nur die Verbrennung von Fett gehemmt, sondern auch die Einlagerung in die Speckpolster und die Organe gefördert. Das ist einer der Gründe dafür, warum eine kohlenhydratreiche Ernährung fett und krank machen kann. Der andere ist bedingt durch die sogenannte »Blutzuckerschaukel«: Die üppige Ausschüttung von Insulin nach einer kohlenhydratreichen Mahlzeit lässt den Glukosegehalt des Blutes manchmal leicht unter den Normalwert fallen. Das Gehirn fürchtet einen gefährlichen Engpass und meldet: »Hunger!« – natürlich nicht auf Gurkenschnitzchen, sondern auf schnell verfügbare Kohlenhydrate, die den drohenden Mangel ausgleichen können. In der modernen Welt sind solche Snacks – Kekse, Marmeladentoast, Schokoriegel – praktisch jederzeit greifbar, und wer dem Appetit darauf nachgibt, konfrontiert den Körper mit dem nächsten Glukoseschwall. Die neue Blutzuckerspitze erfordert die nächste Insulinausschüttung, der wieder ein Blutzuckertief folgen kann. So kann man ständig essen und große Mengen an Kalorien verzehren, ohne sich jemals wirklich satt zu fühlen. Studien zeigen immer wieder, dass Menschen nach Testmahlzeiten mit hoher glykämischer Last in den folgenden Stunden deutlich mehr Kalorien verzehren als nach einem identischen Gericht mit niedriger GL. Die Wahrscheinlichkeit, über Bedarf zu essen, ist also groß, und das Insulin sorgt dafür, dass diese Überschüsse abgelagert werden – bei den meisten Menschen landen sie als Fett in Rettungsringen und Reiterhosen (aber eben auch in der Leber und in anderen Organen, was langfristig zu Funktionsstörungen führt[1]).

Doch diese anabole – also aufbauende – Wirkung von Insulin regt bei entsprechendem Training ja auch den Zuwachs von Muskelmasse an! Um die positiven Effekte zu maximieren und die negativen in Grenzen zu halten, können Sie einen kleineren Teil der Kohlenhydrate in der ersten Tageshälfte zu sich nehmen, weil der Körper dann am besten mit höheren Blutzuckerspiegeln zurecht kommt, und den Großteil in den drei bis vier Stunden nach dem Training. Hardgainer, die sich aufgrund ihres »schnellen« Stoffwechsels schwer tun mit dem Muskelaufbau sowie hoch

---

[1] siehe auch Dr. ±Worm, Nicolai: »Menschenstopfleber. Die verharmloste Volkskrankheit Fettleber. Das größte Risiko für Diabetes und Herzinfarkt«, systemed Verlag, Lünen, 2013

motivierte Sportler, die mehrmals am Tag trainieren, sollten zudem in den 45 bis 90 Minuten vor dem Training Kohlenhydrate zu sich nehmen.

Durch die Zufuhr von Kohlenhydraten nach der sportlichen Belastung wird sichergestellt, dass die Glycogenspeicher möglichst bald wieder aufgefüllt werden. Denn nur wenn ausreichend Glycogen zur Verfügung steht, ist ein hoch intensives Training möglich, wie es zum Beispiel bei Mittelstreckenläufern, Handballern oder anderen Spielsportlern mit entsprechendem Leistungsniveau täglich auf dem Plan steht. Darüber hinaus profitiert der Kraftathlet auch von dem Wasser, das in den Muskelzellen an das Glycogen gebunden wird, denn eine gut hydrierte Zelle baut besser Proteinstrukturen auf (»anaboles Milieu«). Gerade Menschen mit einer für den Muskelaufbau weniger günstigen Genetik müssen solche Effekte konsequent nutzen, wenn sie die bestmöglichen Resultate erzielen wollen.

Wenn Ihr Ziel allerdings darin besteht, sowohl Muskeln aufzubauen als auch überflüssigen Speck loszuwerden, brauchen Sie eine ausgefeiltere Strategie. Die Details erfahren Sie ab Seite 116.

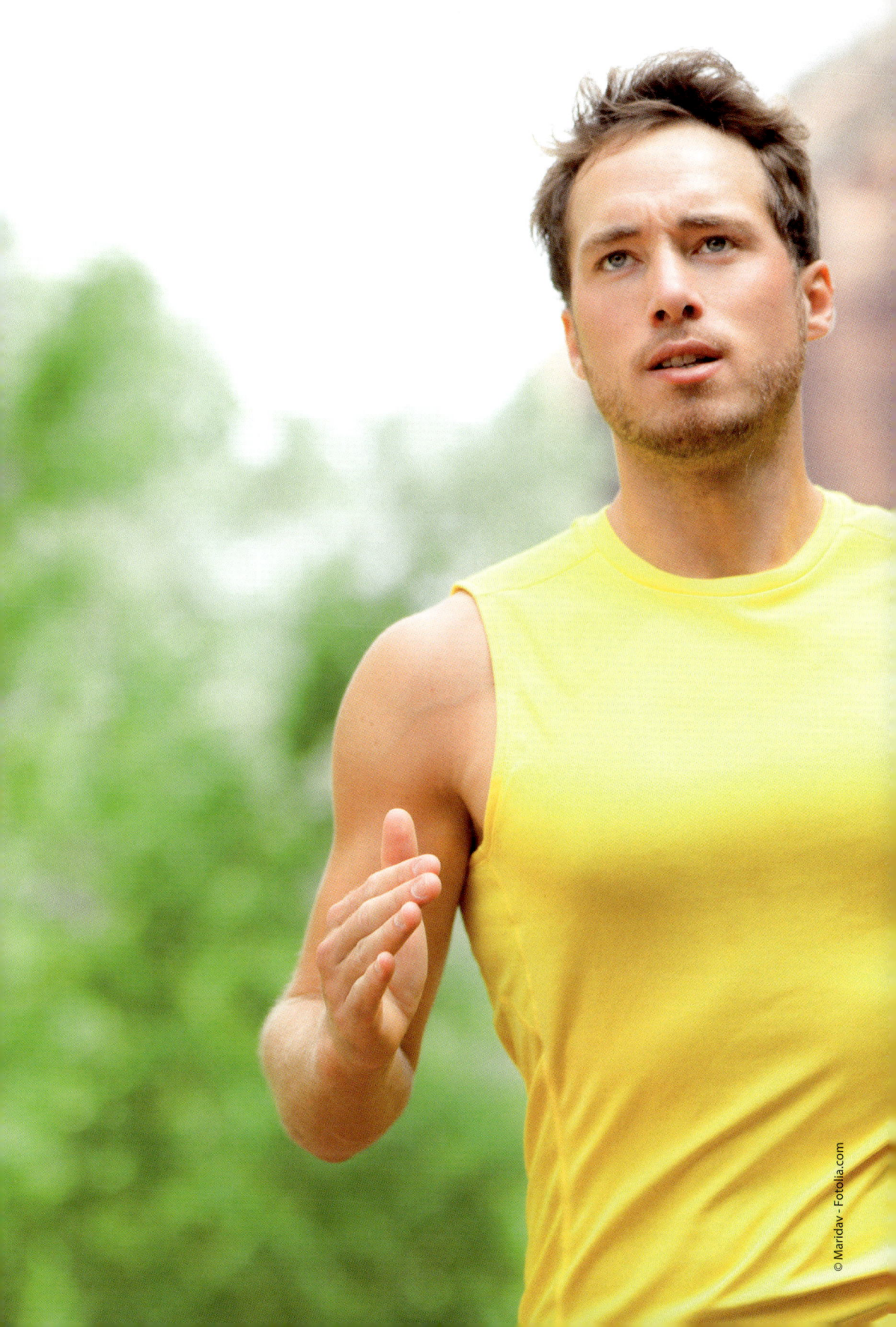

[Kapitel 3]
Fett: Besser als sein Ruf

Das Wichtigste für Ungeduldige

Von den Aufgaben der Fette wird vor allem eine bemerkt: Energie-speicher für schlechte Zeiten zu sein und in Form von Speck an den falschen Stellen unangenehm aufzufallen. Doch Fett hat auch noch andere lebenswichtige Aufgaben. Es isoliert gegen Kälte, ummantelt und schützt die inneren Organe, dient als Baustoff für Hormone sowie für die Zellwände, transportiert und speichert fettlösliche Vitamine. Darüber hinaus liefert es den »Basiskraftstoff« für alle Körperfunk-tionen – einschließlich der Bewegung. Man könnte durchaus ganz ohne Kohlenhydrate auskommen, aber nicht ohne Fett.

Trotzdem wird seit Jahrzehnten vor allem eine Botschaft vermittelt: »Fett macht fett und krank.« Eine gesunde und figurfreundliche Ernäh-rung müsse deshalb mager sein. Nur langsam setzt sich die Erkennt-nis durch, dass Arteriosklerose weniger vom Nahrungsfett begünstigt wird als von einem falschen Lebensstil, kombiniert mit einem Über-maß an leicht verdaulichen Kohlenhydraten – hier gilt es also zu spa-ren, wenn Sie Ihr Herz-Kreislauf-Risiko senken wollen. Dafür dürfen Sie dann beim Fett großzügiger sein, ohne Angst um Ihre Figur haben zu müssen. Besonders wichtig ist es, auf eine ausreichende Zufuhr von Omega-3-Fettsäuren zu achten – gerade für Kraftsportler! Unter den pflanzlichen Omega-3-Quellen taugen allerdings nur spezielle Algen und – allerdings mit erheblichen Einschränkungen – Leinöl als Alternative zu Fisch, nicht jedoch die herkömmlichen Speiseöle.

Das Who's who der Fette

Während Fett lange pauschal verdammt wurde, gibt es inzwischen immerhin differenziertere Bewertungen. Doch wer wirklich verstehen will, was die verschiedenen Fettarten ausmacht, wird erst einmal mit abschreckend kompliziert wirkenden Ausdrücken konfrontiert. Lassen Sie sich davon nicht entmutigen, so schwierig ist die Sache nämlich gar nicht.

Alle Fettmoleküle bestehen aus einem verbindenden Teil, dem Glycerin, an dem drei Ketten aus Kohlenstoff und Wasserstoff hängen, das sind die Fettsäuren. Wegen dieses Aufbaus sprechen Fachleute oft auch von »Triglyceriden«. Die Fettsäureketten unterscheiden sich voneinander durch die Zahl der Kohlenstoffatome und den Grad ihrer »Sättigung«. Das bedeutet Folgendes: Jedes Kohlenstoffatom geht normalerweise mit jedem seiner Nachbarn eine einfache Bindung ein. Gibt es in der Kette jedoch eine Stelle, an der zwei Kohlenstoffatome durch eine Doppelbindung verbunden sind, spricht man von einer »einfach ungesättigten Fettsäure«, die nach dem englischen Begriff auch MUFA abgekürzt wird (von Monounsaturated Fatty Acid). Ein Beispiel ist die in Olivenöl reichlich enthaltene Ölsäure. Eine Kette ganz ohne solche Doppelbindungen heißt »gesättigt« (SFA, Saturated Fatty Acid), wie etwa die Laurinsäure aus Kokosöl, die Palmitinsäure aus Butter oder die Stearinsäure aus Kakaobohnen. Kommen dagegen mehrere Doppelbindungen vor, spricht man von einer »mehrfach ungesättigten Fettsäure« (PUFA, Polyunsaturated Fatty Acid). Dazu gehören alle Omega-Fettsäuren, die – wie Sie sicher schon gehört haben – für die menschliche Ernährung besonders wichtig sind (mehr dazu auf Seite 36).

Im Körper aktiv sind die Arachidonsäure (Omega-6) sowie die Eicosa-penta-en-säure und die Docosa-hexa-en-säure (beide Omega-3). Die Bindestriche sollen hier lediglich deutlich machen, wie diese Wortmonster korrekt ausgesprochen werden. Glücklicherweise werden aber auch auf den Zutatenlisten inzwischen meist die leichter über die Zunge gehenden Abkürzungen verwendet: ARA, EPA und DHA. Die Namen der pflanzlichen Omega-Quellen sind einander recht ähnlich, dürfen aber keinesfalls verwechselt werden: Linolsäure (LA) gehört zu den Omega-6-Fettsäuren und Alpha-Linolensäure (ALA) ist eine Omega-3-Fettsäure.

Die charakteristischen chemischen und physikalischen Eigenschaften der Öle und Fette ergibt sich durch ihre spezielle Mischung verschiedenster Fettsäuren. So sorgt zum Beispiel ein hoher Anteil an gesättigten Fettsäuren dafür, dass ein Fett auch bei Raumtemperatur fest ist, während ein hoher Gehalt der reaktionsfreudigen mehrfach ungesättigten Fettsäuren ein Öl schnell ranzig werden lässt.[2]

---

2   *Mehr detaillierte Infos bei: Gonder, U., Lemberger, H., Worm, N.: »Fett-Guide«, systemed Verlag, Lünen, 2012*

Transfettsäuren

Eine Besonderheit stellen Transfettsäuren dar, deren Doppelbindungen eine ungewöhnliche räumliche Ausrichtung einnehmen. Bei den meisten ungesättigten Fettsäuren sorgt die sogenannte cis-Form der Doppelbindung für einen Knick in der Kohlenstoffkette, die das Molekül an dieser Stelle beweglicher und dadurch reaktionsfreudiger macht. Die gleiche Fettsäure in trans-Form hat diesen Knick jedoch nicht und ist dadurch eher starr. Genau das ist erwünscht, wenn Pflanzenfette industriell gehärtet werden, damit daraus hergestellte Produkte wie zum Beispiel Kekse, crunchige Müslis und Fertiggerichte nicht zerlaufen. Doch diese Starrheit ist wohl auch für die negativen Wirkungen dieser Fettsäuren im Körper verantwortlich. Nach aktueller Studienlage erhöhen die Transfettsäuren aus gehärteten Pflanzenfetten das Infarktrisiko deutlich.

Das gilt jedoch offenbar nicht für die wenigen natürlich vorkommenden Transfettsäuren, die sich durch bakterielle Reaktionen im Verdauungstrakt von Wiederkäuern wie Rindern bilden und in geringen Mengen in deren Fleisch, vollfetter Milch und daraus hergestellten Produkten zu finden sind. Es handelt sich dabei um Varianten der Linolsäure, die als »konjugierte Linolsäuren« oder CLA bekannt geworden sind. Sie scheinen sogar positive Wirkungen zu haben; im Tierversuch regten sie vor allem bei Mäusen deutlich den Fettab- und den Muskelaufbau an. Beim Menschen waren die Resultate entsprechender Studien dagegen enttäuschend. Bei täglicher Einnahme eines Nahrungsergänzungsmittels mit drei bis fünf Gramm CLA wurde innerhalb eines Jahres nur ein zusätzlicher Fettabbau von ein bis zwei Kilogramm erreicht, und ein verstärkter Muskelaufbau konnte überhaupt nicht nachgewiesen werden. Da nicht ausgeschlossen werden kann, dass CLA auch unerwünschte Wirkungen wie etwa eine verstärkte Arterienverkalkung nach sich ziehen, wenn sie über längere Zeit in höheren Dosen eingenommen werden, muss man davon abraten.

Freispruch für einen wertvollen Nährstoff

Auf den ersten Blick wirken die Vorwürfe, die dem Fett gemacht werden, sehr einleuchtend. So heißt es zum Beispiel, dass eine fettreiche Ernährung (also mehr als 30 Prozent der Kalorien aus Fett) Übergewicht begünstigen würde. Doch diese Behauptung wurde in vielen Untersuchungen längst widerlegt. Ob man sein Gewicht halten kann, ab- oder zunimmt, hängt nicht vom Fettanteil in der Ernährung ab, sondern davon, ob man innerhalb seines individuellen Kalorienbedarfs bleibt oder nicht. Selbst bei einem Fettanteil von 70 Prozent blieb das Gewicht von Versuchspersonen stabil, wenn sie insgesamt nur so viele Kalorien zu sich nahmen, wie sie verbrauchten. Nun führen die Fettskeptiker an, dass man sein persönliches Limit mit Fett eben viel schneller überschreitet, weil dieser Nährstoff etwas mehr als doppelt so viele Kalorien enthält wie Kohlenhydrate und Protein, vom Körper vollständiger verwertet wird und obendrein am wenigsten satt macht. Diese Einwände sind nicht falsch, aber eben bloß Theorie. In der Praxis isst ja niemand diese Nährstoffe isoliert, sondern bunt gemischt als Eintopf, Gemüsepfanne oder Partysalat. Wenn man untersucht, wie Menschen auf »echte« Lebensmittel reagieren, zeigt sich, dass eben nicht der Fettgehalt einzelner Mahlzeiten oder der gesamten Ernährung eine übermäßige Kalorienzufuhr begünstigen, sondern deren Energiedichte – also wie viele Kalorien die gemischten Mahlzeiten pro Gramm enthalten.

Untersuchungen haben gezeigt, dass Menschen spontan aufhören zu essen, wenn der Magen Nahrung von einem bestimmten (individuell verschiedenen) Gewicht und Volumen aufgenommen hat. Je mehr schwere und voluminöse Lebensmittel auf dem Teller liegen, desto weniger wird man also essen, bevor man sich satt fühlt. Vor allem Gemüse und Obst senken die Energiedichte einer Mahlzeit deutlich, weil sie meist nur wenige Kalorien liefern, aber viel Gewicht und Masse. Kombiniert man diese mit fett- und proteinreichen Zutaten wie Nüssen, Öl, Hülsenfrüchten, Fleisch, Fisch oder Milchprodukten und reduziert zugleich die Kohlenhydratquellen wie Brot, Nudeln, Reis oder Kartoffeln, ergeben sich köstliche Gerichte mit oft erstaunlich niedriger Energiedichte (Beispiele finden Sie im Einschub). Die Mahlzeiten sind nicht nur reich an wertvollen Nährstoffen, sondern machen trotz einer vergleichsweise geringen Kalorienmenge auf drei verschiedene Weisen richtig satt. Erstens sind die Portionen üppig und lösen durch die Füllung des Magens starke Sättigungssignale aus. Zweitens werden die Gerichte eher langsam und mit nur geringen Blutzuckerschwankungen verdaut, sodass der Hunger auch nicht so schnell wiederkommt. Und drittens schmecken sie durch den höheren Fettgehalt einfach gut und befriedigen daher auch den Appetit auf sinnlichen Genuss besser als ein gemischter Salat mit wenig Sauce und einem trockenen Brötchen dazu.

Energiedichte verschiedener Mahlzeiten

Auf einzelne Nahrungsmittel bezogen, gilt eine Energiedichte von unter 150 Kalorien pro 100 Gramm als niedrig (beispielsweise Rinderfilet mit etwa 121 kcal/100 g) und ab 400 Kalorien pro 100 Gramm als hoch (wie Marzipanschokolade mit 505 kcal/100 g). Im Tagesschnitt sollte die Energiedichte bei den meisten Menschen nicht über 125 Kalorien pro 100 Gramm liegen, wenn sie ihr Gewicht halten möchten. Auf der folgenden Seite finden Sie einige Beispiele.

Brotzeit: Fettanteil 22 % – Energiedichte 100 kcal/100 g
120 g Vollkornbrötchen mit 10 g Margarine und 30 g Kochschinken, dazu 100 g Hüttenkäse, 200 g Tomaten, 50 g Blattsalat und 1 Banane (140 g).
Gesamtgewicht: 650 g, Energie: 649 kcal

Steak mit Ratatouille: Fettanteil 38 % – Energiedichte 77 kcal/100 g
200 g Rindersteak, je 150 g Paprika, Zucchini und Auberginen, 100 g Zwiebeln, 20 g Öl zum Braten.
Gesamtgewicht: 770 g, Energie: 481 kcal

Fleischsalat: Fettanteil 54 % – Energiedichte 102 kcal/100 g
150 g Roastbeef, 40 g Avocado, 200 g Tomaten, 200 g grüne Bohnen, 30 g rote Bohnen, 24 g Olivenöl.
Gesamtgewicht: 644 g, Energie: 659 kcal

Salat Niçoise: Fettanteil 69 % – Energiedichte 94 kcal/100 g
50 g Thunfisch, 25 g Anchovis, 1 Ei (30 g), 200 g Gurke, 200 g Tomaten, 30 g Oliven, 100 g grüne Bohnen, 100 g Blattsalat, 60 g Zwiebeln, 24 g Olivenöl.
Gesamtgewicht: 819 g, Energie 552 kcal

Quelle: Worm, Nicolai: »Die LOGI-Methode. Glücklich und schlank«, systemed Verlag, Lünen, 2003

Doch Vorsicht, es geht nicht darum, die in Deutschland typische Ernährung einfach nur mit mehr Fett aufzupeppen – das Ziel liegt vor allem darin, weniger leicht verdauliche Kohlenhydrate zu essen! Sie erinnern sich: Nicht nur hohe Blutfett-, sondern auch hohe Blutzucker- und Insulinspiegel begünstigen die Entwicklung von Arteriosklerose und erhöhen dadurch langfristig das Risiko, einen Herzinfarkt oder Schlaganfall zu erleiden – also genau das, was allein den Fetten immer unterstellt wird. Seit sich die positiven Wirkungen von Omega-3-Fettsäuren und auch von der einfach ungesättigten Ölsäure aus Olivenöl herauskristallisiert haben, wird nun vor allem vor tierischen Fetten gewarnt – mit der Begründung, sie enthielten überwiegend gesättigte Fettsäuren und die hätten eine negative Wirkung auf die Blutfettwerte (volkstümlich: der Cholesterinspiegel, mehr dazu im Einschub). Beides kann man so nicht stehen lassen. Zum einen enthalten auch tierische Fette reichlich ungesättigte Fettsäuren – beim Schwein sind es beispielsweise 60 Prozent und bei Geflügel sogar 70 Prozent – und zum anderen ist die Wirkung der gesättigten Fettsäuren auf die Blutfette eher neutral. Das heißt: Sie heben nicht nur das »schlechte« LDL-Cholesterin an, sondern auch das »gute« HDL (teilweise deutlich) und senken zugleich die Triglyceridwerte. Zudem werden die LDL-Partikel weniger »dicht« gepackt und sind deshalb nicht so gefährlich. Unterm Strich ergibt sich also ein

Blutfettprofil, welches für das Infarktrisiko als günstiger angesehen wird. Allerdings nur unter einer Voraussetzung: Das Mehr an gesättigten Fettsäuren muss durch entsprechend weniger Kohlenhydrate kompensiert werden. Noch günstiger fällt die Bilanz aus, wenn stärke- und zuckerreiche Lebensmittel zugunsten von ungesättigten Fetten eingespart werden – also vor allem aus fettem Fisch, Nüssen und Ölen –, aber das ist kein Grund, die gesättigten Fettsäuren zu verteufeln.

Cholesterin: Weder gut noch schlecht

Obwohl immer der Eindruck entsteht, als wäre Cholesterin geradezu Gift für den Körper, ist es in Wirklichkeit lebenswichtig. Es sorgt unter anderem für das Gleichgewicht von Stabilität und Flexibilität in den Zellmembranen und ist zudem Ausgangsstoff für einige Hormone. Um eine ausreichende Versorgung zu sichern, stellt der Körper deshalb selbst so viel Cholesterin her wie er braucht. Kommt bereits mit der Nahrung genug Nachschub, passt er die Produktion entsprechend an. Deshalb hat der Cholesteringehalt der Nahrung bei den meisten Menschen kaum einen Einfluss auf die Blutwerte – selbst dann nicht, wenn jemand über seinen Bedarf hinaus Cholesterin mit der Nahrung aufnimmt. Dann wird die Aufnahme aus dem Darm gedrosselt.

Das »gute« und das »schlechte« Cholesterin sind keineswegs verschiedene Sorten, sondern die gleiche Substanz, jedoch an verschiedene Transportproteine gebunden. LDL (Low Density Lipoprotein, das »schlechte«) bringt Cholesterin zu den Geweben, während es von HDL (High Density Lipoprotein) zur Leber transportiert wird, um als Gallensäure über den Darm ausgeschieden zu werden. Nach wie vor gilt, dass das Gesamtcholesterin bei Erwachsenen unter 200 mg/dl Blut liegen sollte, der HDL-Wert über 40 mg/dl (Männer) beziehungsweise 50 mg/dl (Frauen) und das Verhältnis von LDL zu HDL kleiner als 4 (bei weiteren Risikofaktoren kleiner als 3). Durch den heutzutage herrschenden Bewegungsmangel und der Überernährung weisen inzwischen immer mehr Menschen eine Blutfettstörung auf, bei der die Triglyceride zu hoch und das HDL gleichzeitig zu niedrig ist. Dieser TG/HDL-Quotient gilt als wichtiger Risikofaktor für Diabetes und Herz-Kreislauf-Erkrankungen und sollte unter zwei liegen. Er verschlechtert sich unweigerlich, je weniger Fett und je mehr leicht verdauliche Kohlenhydrate verzehrt werden.

Die Messung dieser Werte hilft jedoch nur, die statistische Wahrscheinlichkeit für Herz-Kreislauf-Erkrankungen zu bestimmen. Im Einzelfall kann man auch bei schlechten Werten gesund sein und umgekehrt. Noch differenziertere Blutfettparameter routinemäßig zu bestimmen, um ein besseres Bild zu bekommen, wäre allerdings viel zu teuer für die Krankenkassen. Die Untersuchung ist jedoch unbedingt notwendig, wenn Verwandte vor dem Alter von 65 (Männer) oder 70 Jahren (Frauen) einen Herzinfarkt oder Schlaganfall erlitten haben: Dies kann ein Hinweis auf eine lebensgefährliche erbliche Fettstoffwechselstörung sein, der man nur mit dem ausführlichen Blutfettprofil auf die Schliche kommen kann. Nähere Informationen und Ansprechpartner finden Sie unter www.netzwerk-fettstoffwechsel.de.

Omega-3-Fettsäuren: Sportler brauchen mehr

Sowohl die Omega-3-Fettsäuren DHA und EPA als auch die Omega-6-Fettsäure ARA sind essenziell, das heißt: Der Körper braucht sie unbedingt, kann sie aber selbst nicht herstellen. Aus ihnen werden im Körper viele Gewebshormone (Eicosanoide) gebildet, die häufig Gegenspieler füreinander sind. So entstehen aus ARA entzündungsfördernde Stoffe, die zur Abwehr von Krankheitserregern gebraucht werden, und aus EPA entzündungshemmende Stoffe, welche diese Reaktion abbremsen. Wichtig ist also das richtige Verhältnis dieser beiden Fettsäuren. Genau da liegt aber das Problem, denn die westliche Durchschnittsernährung enthält meist reichlich Omega-6-, aber viel zu wenig Omega-3-Fettsäuren. Dies gilt als eine der Ursachen für die Zunahme von chronischen Erkrankungen, bei denen Entzündungen eine Rolle spielen, wie etwa Neurodermitis und Rheuma, aber auch Arteriosklerose. Auch viele typische sportbedingte Überlastungserscheinungen werden durch Omega-Fettsäuren beeinflusst, weil sie mit Entzündungen einhergehen, zum Beispiel der Sehnenansätze (Tennis- oder Golferellenbogen), des Sehngleitgewebes (Achillessehnenreizung) und der Schleimbeutel (»Impingementsyndrom«), eine häufige Ursache für Schulterbeschwerden bei Fitness- und Kraftsportlern. Bei einem Überschuss an Omega-6-Fettsäuren, wie er in der Bevölkerung üblich ist, treten diese Beschwerden häufiger auf, verursachen ausgeprägtere Symptome und sind schwieriger in den Griff zu bekommen.

Die Hauptquelle für die »Sechser« ist bei vielen Menschen die pflanzliche Linolsäure, die vor allem in Getreide und daraus hergestellten Produkten vorkommt – also auch in Mais- und Weizenkeimölen, die viele Jahre gerade wegen der Linolsäure als besonders gesund dargestellt wurden. Auch heute muss man noch genau hinsehen, wenn Produkte mit Behauptungen wie »reich an mehrfach ungesättigten Fettsäuren« beworben werden, denn meist verbirgt sich dahinter lediglich ein hoher Anteil an Linolsäure. Im Körper wird sie teilweise zu Arachidonsäure umgebaut. Die ARA selbst kommt nur in tierischen Produkten vor, vor allem in Fleisch von Tieren, die mit Getreide gefüttert wurden. Besonders hoch ist der ARA-Anteil in konventionell produziertem Schweinefleisch, deshalb sollten Menschen mit chronischen Entzündungen nur wenig davon essen.

Genug DHA und EPA zu sich zu nehmen ist dagegen schwieriger. Sie kommen in nennenswerter Menge eigentlich nur in Fisch aus kalten Meeren vor und im Hirn von Säugetieren, das aber heutzutage niemand mehr isst. Weitere, jedoch viel weniger ergiebige Quellen sind Fleisch von Wild und artgerecht gehaltenen Tieren sowie Eier von Hühnern, die mit Fischmehl gefüttert wurden. Die einzigen pflanzlichen Quellen für DHA und EPA sind die Algen Schizochytrium und Ulkenia, deren Öl man als Nahrungsergänzung in Kapseln bekommen kann (siehe Einschub). Alle anderen pflanzlichen Quellen für Omega-3-Fettsäuren, wie zum Beispiel Lein- oder Rapsöl, enthalten Alpha-Linolensäure, aus der EPA und DHA im Körper erst hergestellt werden müssen. Inzwischen weiß man jedoch, dass das nur in sehr geringem Maße geschieht. Die bestmögliche Umwandlungsrate von ALA zu EPA beträgt gerade mal gut fünf Prozent und selbst das erreicht nur etwa ein Drittel der Menschen. Bei allen anderen funktioniert es noch schlechter oder überhaupt nicht. Der direkte Umbau zu DHA ist gar nicht möglich, sondern muss über den Umweg von ALA zu EPA zu DHA erfolgen. Es ist zwar denkbar, dass ALA eigene positive Wirkungen auf die Gesundheit hat, aber als Ersatz für Fisch taugt sie in aller Regel nicht. Das wäre noch am ehesten der Fall, wenn man die Zufuhr von Omega-6-Fettsäuren extrem reduziert.

Um Herz und Kreislauf gesund zu halten, braucht man eine relativ hohe Menge von EPA und DHA in den Geweben. Wie viel man davon essen muss, ist schwierig zu beantworten, weil auch andere Faktoren Einfluss nehmen. Die meisten Menschen sollten mit einer täglichen Zufuhr von 1,0 bis 1,5 Gramm der im Körper aktiven Omega-3-Fettsäuren zurechtkommen (DHA und EPA gemischt), das entspricht 200 bis 900 Gramm Fisch pro Woche, also etwa zwei bis vier Filets. Genauere Angaben sind auch deshalb kaum möglich, weil der Nährstoffgehalt in natürlichen Lebensmitteln immer schwankt. Für ambitionierte Kraftsportler reichen aber selbst diese Mengen an Omega-3-Fettsäuren nicht aus; sie sollten täglich drei Gramm zu sich nehmen, weil die Muskelzellen dann die Aminosäuren aus den Proteinen besser für den Aufbau von Muskelfasern verwerten können. Das fördert sowohl die Regeneration als auch die Bildung von neuem Muskelgewebe. Eine Studie zeigte zudem eine raschere Entwicklung von Trainingseffekten durch Ausdauersport. Die Ursache dafür könnte in einer größeren Leistungsfähigkeit des Fettstoffwechsels liegen.

Was bedeutet das konkret? Wie gut der Körper Fett als Energiequelle nutzen kann, hängt davon ab, wie viele fettspaltende Enzyme er zur Verfügung hat. Je besser Sie Fett nutzen können, desto lockerer und länger halten Sie auch hohe Leistungsanforderungen durch, weil weniger des nur begrenzt vorhandenen »Supersprits« Glukose (Blutzucker) verbraucht wird. Zudem geht der Körper bei besserer Enzymausstattung verschwenderischer mit Fett um und produziert daraus mehr Wärme als üblich, sodass man leichter abnimmt beziehungsweise nicht so schnell zunimmt. Die Bildung der fettspaltenden Enzyme wird durch entsprechendes Training angeregt, hängt aber offenbar auch davon ab, wie gut die Omega-3-Versorgung ist. Die Studienlage ist zwar nicht ganz einheitlich, aber die Untersuchungen, die über längere Zeit angelegt waren (sechs Wochen und mehr) und bei der mindestens 1,5 bis 2,0 Gramm einer EPA- und DHA-Mischung täglich verabreicht wurden, waren durchweg positiv.

Damit sind die leistungs- und gesundheitsfördernden Effekte von EPA und DHA immer noch nicht ausgeschöpft: Auch wenn Sie unter Allergien leiden – die ja nicht nur Ihr Wohlbefinden, sondern auch Ihre sportliche Leistungsfähigkeit erheblich verschlechtern können –, sollten Sie über einen »Ölwechsel« nachdenken. Der aktuellen Studienlage zufolge werden die Symptome zum Beispiel von Heuschnupfen oder Hausstauballergien erheblich vermindert, wenn man seine DHA- und EPA-Zufuhr auf drei Gramm täglich erhöht und zugleich weniger Öle zu sich nimmt, die reich an Linolsäure sind (das sind vor allem solche aus Disteln, Sonnenblumen, Weizenkeimen, Soja oder Maiskeimen). Die Linolsäureaufnahme sollte etwa acht Gramm täglich nicht überschreiten.

Omega-3-Versorgung optimieren

Wenn Sie genau wissen wollen, ob Sie genug Omega-3-Fettsäuren zu sich nehmen, können Sie das mit einem Bluttest bestimmen lassen. Dabei wird ein Fettsäureprofil der roten Blutkörperchen (Erythrozyten) erstellt, weil diese eine Lebensdauer von etwa 100 bis 120 Tagen aufweisen und so eine Aussage über die Versorgung der Gewebe mit DHA und EPA innerhalb der vergangenen vier Monate erlauben. Wünschenswert wäre es, Omega-3-Werte von mindestens acht Prozent zu erreichen, noch besser wären bis zu elf Prozent. Die meisten Menschen schaffen allerdings nicht einmal vier Prozent. Eine solche Untersuchung kostet etwa 60 Euro und ist bisher nur in wenigen Speziallaboren möglich, am besten gleich bei dem Wissenschaftler, der den Omega-3-Index erfunden und als erster beforscht hat: Prof. Clemens von Schacky in München und sein Omegametrix-Labor (www.omegametrix.eu).

Wer seine Versorgung optimieren will, kommt meist um Nahrungsergänzungsmittel nicht herum. Die in Deutschland verkauften Fischölkapseln sind praktisch alle empfehlenswert, sofern sie auch Vitamin E als Schutz gegen Oxidation (ranzig werden) enthalten. Achten Sie auch auf den Begriff »hochgereinigt«, damit auch tatsächlich der größte Teil des Inhalts aus EPA und DHA besteht und nicht aus einer anderen Fischfettsäure, die niemand braucht. Falls Sie Fisch aus ethischen Gründen oder wegen einer Allergie weder als Filet noch als Kapsel zu sich nehmen wollen, können Sie auf Nahrungsergänzungsmittel mit Ölen aus den Algen Schizochytrium und Ulkenia ausweichen. Um solche Produkte im Internet zu finden, müssen Sie die Suchbegriffe »vegan«, »DHA« und »EPA« zusammen eingeben.

Neuere Untersuchungen zeigen, dass Omega-3-Fettsäuren aus Kapseln am besten vom Körper genutzt werden können, wenn diese zu einer fettreichen Mahlzeit eingenommen werden.

All diese Vorteile der Omega-3-Fettsäuren kann niemand ignorieren, der an seiner Gesundheit und seiner Leistungsfähigkeit interessiert ist. Doch kaum jemand isst genug Fisch, um regelmäßig an die empfohlenen Mengen zu gelangen. Als Ausweg bieten sich Fischölkapseln an, die ganz oben auf der Liste der sinnvollen Nahrungsergänzungen für Sportler einzuordnen sind. Kein anderes der aktuell verfügbaren Nahrungsergänzungsmittel zeigt ein auch nur annähernd so breites Spektrum an positiven Effekten – schon gar nicht belegt durch belastbare Daten aus Studien. Die Frage lautet also nicht, *ob* Sie mehr Omega-3-Fettsäuren zu sich nehmen sollten, sondern: Worauf warten Sie noch?

[Kapitel 4]
Proteine: Der unersetzliche Baustoff

Das Wichtigste für Ungeduldige

Die Aufgabe der Proteine liegt darin, sämtliche Körperstrukturen (Muskeln, Sehnen, Bänder, Knochen und Organe) zu bilden, als Transportmittel für verschiedenste Substanzen zu dienen, in Form von Enzymen chemische Reaktionen zu lenken sowie als Antikörper und Botenstoffe aktiv zu werden. Trotz dieser Vielzahl an Jobs werden sämtliche Eiweiße des Körpers aus einem Satz von nur 20 Aminosäuren gebildet, die in verschiedensten Kombinationen aneinandergekettet werden. Durch die Struktur der einzelnen Aminosäuren falten und knäulen sich die Ketten auf charakteristische Weise und geben den Molekülen so die für ihre Aufgaben notwendigen Formen. Neun Aminosäuren sind »essenziell«, müssen also mit der Nahrung aufgenommen werden (siehe Einschub), die restlichen kann der Körper aus anderen Aminosäuren selbst herstellen – vorausgesetzt, die Eiweißversorgung ist ausreichend, sodass genug »Überschuss« für solche Umbauten verfügbar ist. Auch zur Energiebereitstellung werden in manchen Situationen Proteine genutzt, denn sie können in der Leber zu Glukose (Blutzucker) umgebaut werden.

Wer Krafttraining macht, sollte täglich 1,4 bis 1,8 Gramm Protein pro Kilogramm Körpergewicht zu sich nehmen – auch dann, wenn man keine Muskelberge aufbauen will, sondern eine athletische oder sportlich-feminine Figur anstrebt. Die besten Quellen für hochwertige Proteine sind Milchprodukte, Fleisch, Fisch und Eier sowie Proteinpulver auf Kuhmilchbasis. Diese sind zwar nur für wenige Sportler wirklich notwendig, aber in vielen Fällen ist es damit einfach leichter, eine optimale Versorgung sicherzustellen. Leckere Rezepte für selbstgemachte Shakes finden Sie im Anhang.

Je mehr Muskelmasse man aufbauen möchte und je schwerer das durch die individuelle Genetik fällt, desto strikter muss man darauf achten, dem Körper diese Proteine auch zum richtigen Zeitpunkt zur Verfügung zu stellen. Das heißt: Alle drei bis vier Stunden sollten Eiweiße auf dem Speiseplan stehen (etwa 20 bis 40 Gramm), und mindestens eine dieser Mahlzeiten sollte man eine Stunde vor dem Krafttraining und/oder 30 Minuten nach dem Training zu sich nehmen.

Wie viel Protein soll und darf es sein?

Den täglichen Proteinbedarf des Körpers ermitteln Wissenschaftler üblicherweise mithilfe des Elements Stickstoff, der in allen Aminosäuren enthalten ist, nicht aber in Fetten und Kohlenhydraten. Dieser »Stickstoffbilanz« zufolge gehen täglich etwa 0,6 Gramm Aminosäuren pro Kilogramm Körpergewicht durch Ausscheidung über Stuhl, Urin sowie Schweiß, Hautabschilferung, Haar- und Nagelwachstum verloren. Zu diesem Wert wird noch ein Sicherheitszuschlag addiert, weil nicht alle Eiweißquellen die optimale Kombination von Aminosäuren liefern und die Stoffwechselprozesse der Menschen unterschiedlich effizient sind. So gelangt man zu der offiziellen Empfehlung deutscher und internationaler Fachgesellschaften von 0,8 Gramm Protein pro Kilogramm Körpergewicht.

Ein 82 Kilogramm schwerer Mann käme danach mit 66 Gramm Eiweiß täglich aus, die 60 Kilogramm schwere Frau mit 48 Gramm. Damit soll angeblich auch der Bedarf von Kraftsportlern gedeckt sein; nur bei hohen Trainingsumfängen im Ausdauersport – wie sie etwa bei Marathonläufern oder Triathleten vorkommen – geht man unter den Experten der Fachgesellschaften von einem Bedarf von bis zu 1,2 g/kg Körpergewicht aus. Da man mit der hierzulande üblichen Mischkost laut »Nationaler Verzehrsstudie 2« (2008) im Durchschnitt bereits etwa 1,1 g/kg Protein täglich zu sich nimmt, wäre die Versorgung nach dieser Sichtweise also kein Problem – im Gegenteil, sie wird von den Fachgesellschaften sogar bereits als »zu hoch« beurteilt. Davon sollten Sie sich aber nicht verunsichern lassen, denn hier werden »notwendiger Bedarf« und »optimale Zufuhr« verwechselt. Was das bedeutet, lässt sich leichter am Beispiel der anderen Nährstoffe zeigen. Wie Sie in den vorangegangenen Kapiteln gelesen haben, ist der Bedarf an Kohlenhydraten gleich null, der von essenziellen Fettsäuren liegt bei wenigen Gramm – aber niemand würde auf die Idee kommen, diese geringen (beziehungsweise nicht vorhandenen) Mengen als optimale Zufuhr anzugeben. Nur beim Protein hat sich diese Sichtweise eingeschlichen. Dabei belegen unzählige Studien, dass es nicht nur sportliche, sondern auch gesundheitliche Vorteile hat, die Proteinversorgung über den Bedarf hinaus zu steigern. Darauf kommen wir noch zurück.

Biologische Wertigkeit

9 der 20 Aminosäuren müssen mit der Nahrung aufgenommen werden. Diese als »essenziell« bezeichneten Baustoffe sind Lysin, Threonin, Methionin, Valin, Leucin, Isoleucin, Phenylalanin, Tryptophan und Histidin.

Die sogenannte biologische Wertigkeit eines Proteins ist umso höher, je mehr Körperprotein daraus gebildet werden kann, das macht tierische Eiweiße hochwertiger als pflanzliche. Unter natürlichen Lebensmitteln hat das Vollei (also inklusive Dotter) mit 100 den höchsten

Wert, der allerdings willkürlich als Referenz gewählt wurde und keineswegs bedeutet, dass Eiprotein zu 100 Prozent in Körperprotein umgewandelt würde. Eine biologische Wertigkeit von 85 heißt demnach, dass aus diesem Protein 15 Prozent weniger körpereigenes Protein gebildet werden kann als aus der gleichen Menge Eiprotein. Die höchste in Menschenversuchen nachgewiesene biologische Wertigkeit von 136 hat die Kombination von Ei und Kartoffeln; der höchste Wert für ein Einzelprotein liegt bei 104 für das Molkenprotein (Whey).

Doch die biologische Wertigkeit exakt zu ermitteln erfordert Studien mit vielen Versuchspersonen und extrem hohem messtechnischem Aufwand. Deshalb wird heute teilweise auch der »Chemical Score« errechnet. Er wurde bereits 1946 von Block & Mitchell eingeführt und bewertet die Proteine eines Lebensmittels nach der essenziellen Aminosäure, die im Vergleich zu einem Referenzprotein am wenigsten enthalten ist und damit die Nutzungsmöglichkeiten des Organismus begrenzt. Als Referenz wird meist Eialbumin gewählt, manchmal aber auch ein von der WHO erdachtes (und wohl auch von der Sojalobby unterstütztes) fiktives »Mindestprotein«.

Der Chemical Score ist dabei nicht identisch mit der biologischen Wertigkeit, allein schon wegen der methodischen Schwierigkeiten, die Mengen der einzelnen essenziellen Aminosäuren in einem Nahrungsprotein exakt zu bestimmen. Man muss sich bei der Bewertung solcher Angaben also immer vor Augen halten, dass nur die biologische Wertigkeit die Komplexität des Organismus wiedergibt und reale Werte bietet. Alle anderen Verfahren ergeben meist rechnerisch ermittelte Werte (also rein theoretische Zahlen), deren Aussagekraft für die Praxis deutlich geringer ist – gerade für Sportler.

Die Stickstoffbilanz birgt ohnehin einen methodischen Fehler: Nur die Verluste über den Urin werden wirklich gemessen; die über Haut, Haare und Stuhl werden dagegen anhand von Konstanten geschätzt. Wenn man stattdessen den Proteinbedarf über radioaktiv markierte Indikatoraminosäuren ermittelt – ein neueres Verfahren mit verlässlicheren Ergebnissen –, gelangt man zu Bedarfswerten, die rund 20 Prozent höher liegen. Studien mit dieser Methodik sowie gut kontrollierte Stickstoffbilanz-Untersuchungen mit Sportlern zeigen, dass der tägliche Mindestbedarf bei gut 1 g/kg liegt, während Ausdauersportler 1,2 bis 1,6 g/kg zu sich nehmen sollten und Kraftsportler sogar mindestens 1,4 bis 1,8 g/kg Körpergewicht. Das hieße für unseren 82 Kilogramm schweren Beispielmann: Sollte er kräftig Eisen stemmen, um seine Muskeln aufzubauen, würde er bis zu 148 Gramm Eiweiß täglich benötigen.

Doch es gibt durchaus Gründe, mehr Eiweiß zu essen als man mindestens braucht. Zum Beispiel sättigt es besser als andere Nährstoffe und erleichtert dadurch das Abnehmen. Zudem verbessern sich die Blutfettwerte unter einer Kost mit mehr

Proteinen und entsprechend weniger Kohlenhydraten, was sich langfristig auch in einem verringerten Herzinfarktrisiko zeigt. Trotzdem wird immer noch davon abgeraten, viel Eiweiß zu essen, weil dies angeblich die Nieren zu sehr belasten würde, die den Stickstoff der Aminosäuren in Form von Harnstoff über den Urin ausscheiden müssen. Doch inzwischen zeigen sowohl die Erfahrung als auch viele klinische Studien mit Sportlern und körperlich inaktiven Menschen, dass gesunde Nieren problemlos auch mit großen Mengen Eiweiß zurechtkommen: Sie passen sich dem Bedarf an, indem sie leicht hypertrophieren (also etwas wachsen) und ihre Filtrationsleistung erhöhen. Sinnvoll ist es, sie dabei zu unterstützen und genug zu trinken (mehr dazu auf Seite 24).

Außerdem wird vor dem Risiko gewarnt, durch hohen Eiweißkonsum Gicht zu bekommen. Bei dieser Erkrankung wird Harnsäure nicht ausreichend über die Nieren ausgeschieden, sondern bildet Kristalle, die sich in den Gelenken und in den Harnwegen ablagern können und dadurch heftige Schmerzen auslösen. Harnsäure ist das Abbauprodukt der Purine, den Bausteinen der Erbsubstanz DNA und ähnlicher Verbindungen aus den Zellkernen, die tatsächlich in vielen eiweißreichen Lebensmitteln reichlich vorhanden sind. Doch das Gichtrisiko hängt kaum von der Purinmenge in der Nahrung ab; entscheidend ist vielmehr, wie viel die Niere täglich ausscheiden kann. Menschen mit reichlich Bauchfett haben meist eine Insulinresistenz, und die dadurch bedingten hohen Insulinspiegel hemmen die Niere in ihrer Fähigkeit, genügend Harnsäure ausscheiden zu können. Ständig viele Kohlenhydrate zu essen und dadurch bedingt häufig hohe Insulinspiegel zu haben verstärkt also das Gichtrisiko. Auch Alkohol hemmt die Harnsäureausscheidung und fördert damit hohe Harnsäurespiegel. Bei den wenigsten Menschen steckt ein genetischer Defekt hinter ihrer Neigung, Gicht zu entwickeln.

Als drittes Argument gegen Eiweiß wird angeführt, es würde den Knochen Calcium entziehen und dadurch Osteoporose begünstigen. Das ist jedoch längst widerlegt. Diese Fehleinschätzung stammt aus alten Studien, in denen man nach erhöhter Proteinzufuhr eine höhere Calciumausscheidung mit dem Urin festgestellt hat. Doch inzwischen weiß man, dass sich durch reichlich Protein in der Nahrung die Calciumaufnahme im Darm verbessert – und das erklärt auch die vermehrte Ausscheidung. Wahr ist zudem, dass vor allem schwefelhaltige Aminosäuren starke Säurebildner sind. Normalerweise wird ein Säureüberschuss im Blut schnell durch Abatmung über die Lunge oder Ausscheidung über die Nieren kompensiert. Sind diese Organe nicht leistungsfähig genug, wird unter Umständen das Calcium aus dem Knochen zum Abpuffern der Säure hinzugezogen. Nach heutigen Kenntnissen sind Milch und Mineralwässer die besten Quellen für eine gute Calciumversorgung. Optimal für die Knochengesundheit ist es, wenn man eine protein- und calciumreiche Kost mit vielen Basenbildnern aus Gemüse und Früchten kombiniert. Neben dem Calcium in der Nahrung spielt Vitamin K eine Rolle für die Knochengesundheit und ganz besonders Vitamin D (mehr dazu auf Seite 51). Für Kraftsportler ist die Diskussion aber ohnehin irrelevant, weil das Training so starke Reize auf die Knochen ausübt, dass der Körper gar nicht auf die Idee kommt, hier etwas abzubauen.

Worauf Sie bei Proteinpulvern achten sollten

Auch ein höherer Eiweißbedarf kann üblicherweise mit normaler Ernährung gut gedeckt werden, sodass selbst ambitionierte Kraftsportler nicht auf Proteinshakes zurückgreifen müssen. Die meisten tun es aber trotzdem – einfach, weil es bequemer ist. Denn in den ersten ein bis zwei Stunden nach dem Training sollten Sie Ihrem Körper Proteine zur Verfügung stellen, um die Regeneration sowie den Muskelaufbau zu fördern. Wenn Sie alles perfekt machen wollen sollten Sie schon in den ersten 30 Minuten nach dem Training Protein zuführen, damit der Trainingseffekt nicht unnötig durch zu langes Warten abgeschwächt wird. Wenn Sie dann keine Lust oder keine Zeit haben, sich eine geeignete Mahlzeit zuzubereiten, ist ein hochwertiger Shake einfach die beste Alternative.

Muskelaufbau bei Menschen über 60

In höherem Lebensalter tritt häufig ein Phänomen namens »anabole Resistenz« auf – das heißt, der Aufbau von Muskelgewebe ist erschwert und erst bei einem höheren Eiweißgehalt in der Nahrung tut sich überhaupt etwas (mindestens 20 Gramm pro Mahlzeit, optimale Effekte bei 40 Gramm oder sogar mehr). Diese Menschen sollten nach jedem Training unbedingt einen Shake aus Molkenprotein zu sich nehmen. »Whey« ist leicht verdaulich, sodass die Aminosäuren schnell ins Blut einströmen, und enthält große Mengen der essenziellen Aminosäure Leucin – dadurch lässt sich der anabolen Resistenz gut gegensteuern.

Das Angebot an Proteinpulvern ist riesig, und es gibt auch Qualitätsunterschiede, aber diese werden meist viel größer dargestellt, als sie tatsächlich sind. Nur Produkte aus rein pflanzlichen Quellen – Soja, Reis, Weizen, Erbsen – erzielen in der Kraftsportpraxis tatsächlich deutlich schlechtere Ergebnisse, daher sind sie nur Allergikern und Veganern zu empfehlen. Alle anderen Produkte sind überwiegend auf der Basis von Kuhmilch hergestellt, die zwei verschiedene Proteine enthält. Den mit 80 Prozent größten Anteil macht Casein aus, das eine biologische Wertigkeit von 77 aufweist. Der Rest besteht aus Lactalbumin (Molkeprotein, englisch Whey) mit einer biologischen Wertigkeit von 104. Molke ist ein Abfallprodukt der Käseherstellung und enthält sehr viel Milchzucker (Laktose), der bei der Gewinnung des Konzentrats herausgefiltert wird. Anschließend enthält Whey aber immer noch fünf bis zehn Prozent Milchzucker. Um unter diesen Wert zu kommen und das sogenannte »Isolat« zu gewinnen, müssen aufwendigere Verfahren angewandt werden, die das Produkt oft unverhältnismäßig teuer machen. Denn sofern man nicht unter Milchzuckerunverträglichkeit leidet, spielt der Unterschied für die meisten Sportler keine Rolle, wie zahlreiche Studien zeigen.

Aminosäuren als Tabletten oder Kapseln

Die Bausteine der Eiweiße werden auch als Tabletten oder in Kapseln angeboten, mit der Begründung, dass sie in isolierter Form schneller ins Blut aufgenommen würden als ein komplettes Protein, das erst noch durch den Verdauungsprozess in seine Aminosäuren gespalten werden muss. Doch das ist nur dann der Fall, wenn man sie nüchtern einnehmen würde. Wirklich leer ist der Magen aber erstens nur morgens vor dem Frühstück und zweitens läge der Zeitvorteil gegenüber einem Wheyprotein auch dann nur bei wenigen Minuten.

Außerdem kann man mit Tabletten und Kapseln unter realistischen Bedingungen nicht annähernd die gleiche Menge an Aminosäuren zuführen wie mit einem Shake. Wenn dieser 20 Gramm Protein enthält, stehen Ihrem Körper ja mit einer nur kurzen Verzögerung tatsächlich 20 Gramm Aminosäuren zur Verfügung. Darüber hinaus sind die Tabletten, bezogen auf die Menge an Aminosäuren, die Sie damit bekommen, auch noch deutlich teurer. Wer deshalb ein günstiges Produkt wählt, ist meist doppelt angeschmiert. Denn bei diesen sind die Aminosäuren oft mit Säuren statt mit Enzymen isoliert worden. Es ist nicht garantiert, dass diese dann für den Körper überhaupt noch in gleicher Weise verwertbar sind.

Viele halten Whey für grundsätzlich besser als Caseinpulver, aber so einfach ist die Sache nicht. Für eine differenzierte Bewertung muss man sich die Unterschiede genauer ansehen. Lactalbumin gelangt schnell ins Blut; schon nach 30 Minuten ist ein Anstieg einzelner Aminosäuren messbar, etwa nach 45 bis 60 Minuten ist der Höhepunkt erreicht und nach drei bis vier Stunden ist der Aminosäurengehalt im Blut wieder auf das Ausgangsniveau abgesunken. Dagegen wird Caseinpulver viel langsamer aufgenommen, aber dafür ist der Ausgangswert auch erst nach etwa acht Stunden erreicht. Das gilt aber auch nur für das micellare Casein (siehe Einschub Seite 46). Zudem sind die Effekte der beiden Pulver auf Proteinaufbau und -abbau verschieden. Whey fördert zwar den Aufbau – wirkt also anabol – beeinflusst aber in den üblichen Dosierungen den Abbau kaum. Bei Casein ist es genau umgekehrt, es hat eine starke antikatabole Wirkung. In der Gesamtbilanz bestehen deshalb zwischen beiden, je nach Studie, nur geringe Unterschiede. Sie können sich das zunutze machen, indem Sie die Stärken der beiden Produkte kombinieren und direkt früh morgens das schnelle Whey nehmen und sonst das lang wirkende Casein (vor allem, falls Sie sich vor dem Schlafengehen noch einen Shake anrühren). Whey bietet sich ferner nach dem Training für eine rasche Proteinversorgung an. Sie können die gleichen Effekte aber auch mit dem langsam verdaulichen Casein erreichen, wenn Sie es bereits *vor* dem Kraftsport zu sich nehmen. Denn dann ist es nach dem Training bereits verdaut, die Aminosäuren sind ins Blut aufgenommen und stehen dem Körper für den Muskelaufbau zur Verfügung.

Micellares Casein oder Calciumcaseinat?

Casein bildet mit 80 Prozent den Hauptanteil des Kuhmilcheiweißes. Dort liegt es natürlicherweise in kleinen »Tröpfchen«, sogenannten Micellen, vor. Micellares Casein ist also die »naturbelassene« Form. Viele der Studien, die Casein als »langsames« Protein charakterisieren, wurden in den USA durchgeführt, wo micellares Casein verbreitet ist. In Europa wird dagegen meist das weiterverarbeitete Calciumcaseinat angeboten. Es bildet keine gelförmige Konsistenz, ist gut säurelöslich und schnell verdaulich, verlässt den Magen also relativ rasch. Deshalb werden seine Aminosäuren fast ebenso schnell aufgenommen wie die von Wheyprotein. Casein ist also nicht gleich Casein, das sollten Sie bei der Wahl eines Proteinpulvers beachten. Bei natürlichen Caseinquellen wie Quark oder Hüttenkäse liegt Casein immer in der langsam verdaulichen micellaren Form vor.

Letztlich können Sie sich auch die einfachste Strategie von allen zunutze machen: Sie verwenden für Ihre Proteinversorgung grundsätzlich eine 50:50-Mischung von Pulvern aus micellarem Casein und Whey und kombinieren damit die positiven Eigenschaften beider Proteine. Aktuelle Studien bestätigen, dass sich die schnellen und die nachhaltigen Effekte wirklich addieren und man somit stets eine optimale Versorgung der Muskulatur mit Baustoffen erreicht. Viele Pulver enthalten weitere Zusätze, zum Beispiel die Aminosäure Leucin. Der Grund: Sie ist nicht nur ein essenzieller Baustein für neue Proteine, sondern hat in der Muskelzelle zudem eine Signalfunktion und regt den Aufbau von neuem Protein an. Deshalb sollte der Leucingehalt eines Pulvers bei mindestens 10 g/100 g reines Protein liegen. Diese Angaben finden Sie bei den Inhaltsangaben auf der Packung im sogenannten Aminogramm. Fehlt es, sollten Sie lieber ein anderes Produkt wählen, das Ihnen diese Information nicht vorenthält. Normalerweise enthält Wheyprotein allerdings von Natur aus schon die nötige Menge an Leucin, sodass weitere Zusätze eigentlich überflüssig sind. Das gilt auch für den Hype um das »New Zealand Whey Proteine«, das 12 oder sogar mehr als 13 Prozent Leucin enthält – der Aufwand, es zu bekommen und die hohen Kosten sind unnötig. Mehr zu den besten natürlichen Leucinquellen finden Sie im Teil 5 des Buches, dem Eiweiß-Guide.

Die Proteinkonzentrate mit Zusatzstoffen wie Kreatin oder L-Carnitin anzureichern ist meist auch wenig sinnvoll im Vergleich zu der Strategie, diese Nahrungsergänzungen gezielt und in der effektivsten Dosierung einzusetzen. Viele Shakes enthalten zudem Kohlenhydrate, die für eine rasche Regeneration wichtig sein können. Liegt der Kohlenhydratanteil über 50 Prozent, spricht man von »Weightgainer«-Shakes, also frei übersetzt »Gewichtsvermehrern«. Für Menschen, die sich schwer mit der Gewichtszunahme und dem Muskelaufbau tun (also die Lowresponder, auch Hardgainer genannt), können sie entscheidend zum Trainingserfolg beitragen. Für alle anderen, die sich eher zu dick als zu dünn fühlen, sollte der Name dagegen eine Warnung sein: Finger weg!

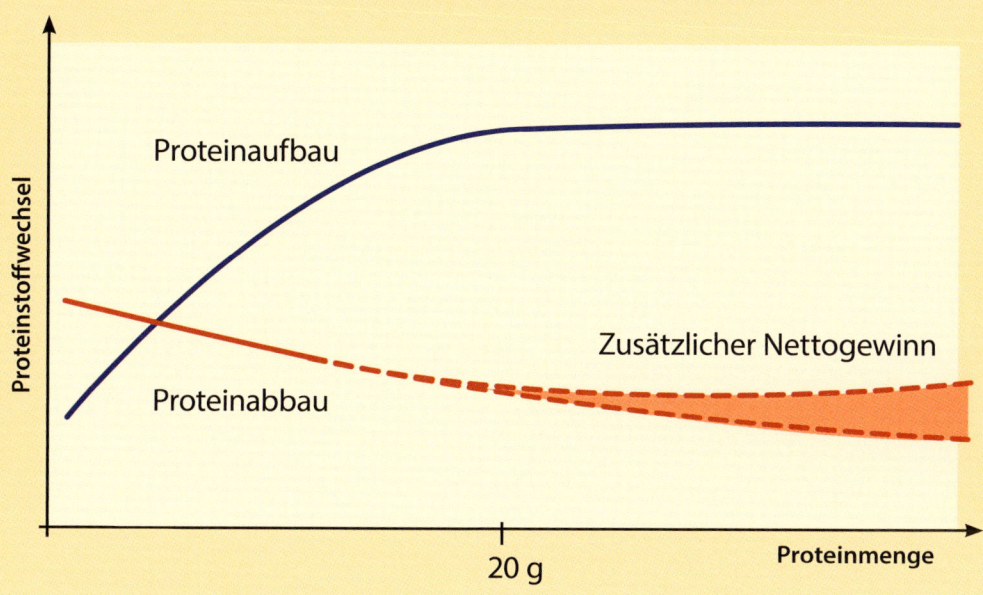

Grafik: Muskeleiweißaufbau

Darstellung des Muskeleiweißaufbaus (blaue Kurve) und des Muskeleiweißabbaus (rote Kurve) in Abhängigkeit von einer zunehmenden Proteinzufuhr als Einzelgabe. Mit zunehmender Menge an Protein steigt die Muskelproteinsynthese an, um bei ca. 20 Gramm eines hochwertigen Proteins (Vollei, Whey) ein Maximum zu erreichen. Im Gegensatz dazu steht die Rate des Muskelproteinabbaus, bei der man davon ausgeht, dass diese mit zunehmender Eiweißmenge pro Einzelgabe konstant leicht abnimmt. Daher stammt die Hypothese, dass man auch mit höheren Einzelgaben als 20 Gramm Protein möglicherweise einen besseren Nettogewinn an Muskelprotein erzielt (gekennzeichnet als »zusätzlicher Nettogewinn«).

(modifiziert nach Dideriksen et al., Nutrients, 2013)

Wie viel Pulver sollten Sie pro Portion nehmen? Um den Aufbau von Muskelprotein effektiv anzuregen, reichen zehn Gramm essenzielle Aminosäuren, das entspricht 20 Gramm Wheypulver pro Portion. Damit erreichen Sie zwar bereits eine nahezu maximale Stimulation der Proteinsynthese, doch in mehreren Studien gab es Hinweise, dass man mit einer höheren Zufuhr vielleicht doch noch ein bisschen mehr herausholen kann. Die Ergebnisse waren zwar statistisch nicht signifikant, aber weil sie in mehreren Untersuchungen aufgetreten sind, erlaube ich mir die Schlussfolgerung, dass sehr ambitionierte und hart trainierende Kraftsportler mit bis zu 40 Gramm Wheyprotein (oder auch Fleisch-, Fisch- oder Eiprotein) direkt nach dem Training (entspricht 16 bis 18 Gramm essenzielle Aminosäuren) möglicherweise langfristig einen spürbaren Unterschied ausmachen könnten. Zumal die »Obergrenze« von 20 Gramm Protein in Studien festgestellt wurde, bei denen lediglich ein Beintraining absolviert wurde.

Wie Sie noch lesen werden, favorisiere ich für Sportler in den ersten Trainingsjahren eher ein Ganzkörpertraining oder 2er-Split, sodass nach einer Belastung mit mehr beteiligter Muskulatur durchaus auch eine höhere »maximale« Proteindosis für den Muskelaufbau nach dem Training anzunehmen ist. Alles dies erscheint umso plausibler, weil man weiß, dass mit zunehmender Proteindosis in einer Mahlzeit der Proteinabbau immer stärker gehemmt wird (siehe obige Abbildung). Vor dem Schlafengehen sollten Sie ca. 0,6 Gramm Protein pro Kilogramm Körpergewicht zuführen, wenn eine optimale Regeneration der Muskulatur und ein maximaler Zugewinn an Muskelmasse Ihre primären Ziele sind.

Aber auch als Freizeitsportler dürfen Sie Ihr Pulver höher dosieren, zum Beispiel wenn Sie eine stärkere Sättigung erreichen wollen. An dieser Stelle kommt meist der Einwand: »Aber es heißt doch immer, dass man mehr als 30 Gramm Eiweiß pro Mahlzeit gar nicht verwerten kann.« Ja, so heißt es, aber die Realität ist wie immer komplizierter. Wie viel Protein der Körper pro Mahlzeit verwerten kann, ist völlig verschieden – je nachdem, ob man an diesem Tag schon das vierte Gericht mit hohem Eiweißgehalt isst oder die erste Mahlzeit nach einer Woche Fasten. Hinzu kommt: Je mehr »schnelle« Proteine (wie man sie mit einem Wheyshake zuführt) man auf einmal zu sich nimmt, desto eher werden diese auch als Energie genutzt. Dagegen werden 70 Gramm Eiweiß aus einer großen Portion Sahnequark mit Leinöl über einen Zeitraum von mehr als acht Stunden verdaut, sodass die Aminosäuren langsam ins Blut »tröpfeln« und der Körper genügend Zeit hat, sie für den Gewebeaufbau zu nutzen. Aufgrund dieser Tatsachen lässt sich kein realistischer »Grenzwert« für die Verwertung der Proteine einer einzelnen Mahlzeit angeben.

Eine kleine Warnung noch zum Schluss: Die Qualitätsunterschiede zwischen den verschiedenen Produkten sind im Vergleich zu der Gesamtsituation eines Sportlers mit seiner Genetik und seiner psychischen Einstellung, dem Trainingsaufbau und der Basisernährung so gering, dass sie sich nur bei Hochleistungssportlern spürbar auswirken werden. Verwenden Sie Ihre Energie vor allem auf das Training und die bedarfsgerechte Basisernährung, denn wenn Sie diese beiden Faktoren nicht optimal gestalten, nützt Ihnen auch das tollste Proteinpulver nichts.

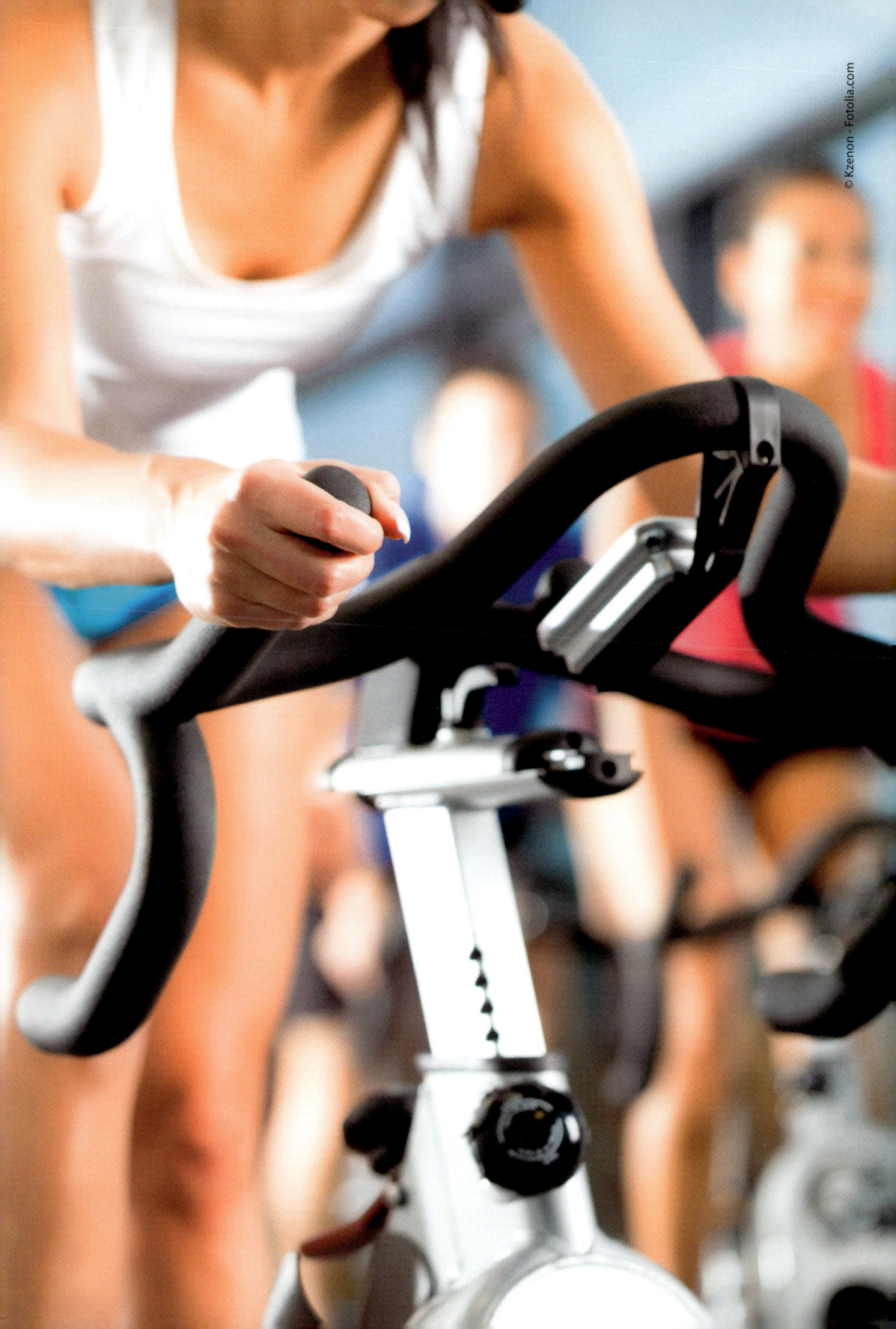

Kapitel 5

Nahrungsergänzungsmittel: Darf's ein bisschen mehr sein?

Das Wichtigste für Ungeduldige

Es gibt nur wenige Nahrungsergänzungsmittel, die das Krafttraining unter bestimmen Umständen sinnvoll unterstützen können. Das sind Magnesium, Kalium, Vitamin D und Kreatin (wie wichtig die Omega-3-Fettsäuren DHA und EPA sind, haben Sie ja bereits an anderer Stelle gelesen). Bei L-Carnitin ist der Nutzen bereits eher umstritten. Unter den sogenannten »Fatburnern« sind nur Koffein und das aus Grüntee stammende EGCG in vertretbarem Risiko tatsächlich wirksam. Die meisten Pillen und Pülverchen sind es dagegen nicht einmal wert, erwähnt zu werden. Wenn Sie hier also ein Mittel vermissen, heißt das: Die versprochenen Effekte sind nach meiner Erfahrung und/oder laut Studienlage nicht vorhanden beziehungsweise so gering, dass sich die Investition nicht lohnt, es gibt deutliche Nebenwirkungen oder es liegen gar keine verlässlichen Daten vor.

Magnesium und Kalium

Beide Mineralstoffe sind wichtig, um die Muskulatur zu entspannen und Krämpfen entgegenzuwirken. Wenn die Muskeln vor allem unter Belastung krampfen, deutet das eher auf einen Kaliummangel hin, bei Krämpfen in Ruhe – zum Beispiel nachts – liegt wahrscheinlich ein Magnesiummangel vor. In beiden Fällen kann es aber auch sein, dass Sie einfach zu wenig getrunken haben! Langfristig sollten Sie also darauf achten, mehr Flüssigkeit zu sich zu nehmen – erkennbar an einem im Tagesverlauf hellen Urin (siehe Seite 24). Außerdem sollten Sie mehr grünes Gemüse sowie Bananen essen; diese Lebensmittel sind reich an Magnesium und Kalium und liefern beide Mineralien in der am besten verfügbaren Form. Kurzfristig können Sie Ihre Beschwerden mit den entsprechenden Nahrungsergänzungsmitteln lindern. Eine Mischung aus zwei Gramm Magnesiumcitrat und drei Gramm Kaliumcitrat (erhältlich in der Apotheke) kann meiner Erfahrung nach Mangelsymptome rasch beheben. Auch in Form von Gluconaten werden Magnesium und Kalium gut vom Körper aufgenommen. Die Pulver werden einfach in Wasser eingerührt und eine Woche lang abends nach dem Training getrunken. Nach einigen Tagen sollten sich die Beschwerden bessern. Übrigens hilft diese Mischung auch gut gegen viele Arten von Herzrhythmusstörungen.

Vitamin D

Entgegen des Namens handelt es sich bei dem auch Cholecalciferol genannten Vitamin in seiner vom Körper aktivierten Form um ein Steroidhormon. Seine Bedeutung für den Knochenstoffwechsel ist lange bekannt, aber inzwischen weiß man, dass seine Wirkungen viel weiter gehen. So wächst das Risiko einer ganzen Reihe häufiger Krebserkrankungen umso mehr, je schlechter die Vitamin-D-Versorgung ist, und auch bei verschiedenen Autoimmunerkrankungen, Allergien, Herz-Kreislauf-Erkrankungen und Diabetes wurden Verbindungen zwischen niedrigen Blutwerten von Vitamin D und einem erhöhten Risiko gefunden. In vielen Fällen konnte auch bereits ein ursächlicher Zusammenhang belegt werden. Der Vorteil einer ausreichenden Vitamin-D-Versorgung zeigt sich aber nicht nur langfristig und bei schweren und chronischen Erkrankungen, sondern gerade auch bei Bagatellinfektionen wie Erkältungen, die für Sportler sehr ärgerlich sein können.

Doch wie hoch sollte ein »gesunder« Vitamin-D-Spiegel sein? Lange galt ein Blutwert von 20 Nanogramm pro Milliliter Blut (ng/ml) als ausreichend, doch inzwischen sind die Experten anderer Ansicht. Als Mindestwert wird inzwischen von vielen Experten 30 ng/ml angegeben; darunter kommt es vor allem bei bewegungsarm lebenden Menschen bereits zu Veränderungen im Calciumstoffwechsel, die Osteoporose begünstigen. Ein guter Blutwert liegt der aktuellen Studienlage zufolge bei 40 ng/ml; manche Experten halten sogar 50 ng/ml für wünschenswert –

vor allem für Sportler. Tatsächlich erreichen Untersuchungen zufolge die meisten Menschen nicht einmal die Hälfte dieses angestrebten Zielwertes.

Über die Ernährung bekommt man jedoch nur sehr wenig Vitamin D – was eigentlich kein Problem sein sollte, weil der Körper es mithilfe der UVB-Strahlen des Sonnenlichts in der Haut selbst herstellt. Doch das ist in unseren Breitengraden nur von Mitte April bis Mitte Oktober möglich; in den übrigen Monaten fallen die Sonnenstrahlen zu schräg ein, um die notwendige Intensität für die Vitamin-D-Produktion zu erreichen. Wer es nicht schafft, im Sommer einen Vorrat zu produzieren, wird daher spätestens im Winter schnell in ein Defizit rutschen. Doch auch in der warmen Jahreszeit ist es manchmal schwierig, genügend Sonne zu »sammeln«, weil viele Menschen aus beruflichen Gründen zu wenig ins Freie kommen oder der ganze Sommer auf einen Dienstag fällt. Auch Cremes mit Lichtschutzfaktor schränken die Vitamin-D-Bildung massiv ein; schon mit LSF 8 sinkt die Produktion um mehr als 90 Prozent. Um Ihren Vitamin-D-Spiegel gezielt zu verbessern, ist es also sinnvoller, die Sonne kurz und maßvoll ohne Lichtschutzfaktor zu nutzen und sich danach an angenehm schattige Plätze zurückzuziehen, als sich stundenlang eingeschmiert in der Hitze zu grillen. Gehen Sie vor allem um die Mittagszeit ins Freie und zeigen Sie der Sonne so viel Haut wie möglich – aber nicht zu lange, die Haut darf sich nicht röten! Zu dieser Tageszeit bekommen Sie so viel UVB-Strahlung ab, dass Sie sich ohnehin nicht länger als 20 Minuten der Sonne aussetzen müssen, um Ihre Vitamin-D-Produktion für den Tag auszureizen.

Wenn Sie die Sonne meiden wollen oder müssen, bleiben Ihnen nur die Möglichkeit, gezielt Nahrungsergänzungsmittel einzunehmen. Multivitaminpräparate enthalten oft kein oder nur zu niedrig dosiertes Vitamin D, weil es lange als potenziell gefährlich galt. Die neuen Studien zeigen, dass diese Befürchtung unbegründet war und auch, dass Substituierungen von weniger als 800 I. E. (Internationale Einheiten, entspricht 20 Mikrogramm) kaum jemals messbare Wirkungen zeigen. Je nach Ausgangslage muss man über längere Zeit 2.000 bis 3.000 I. E. täglich einnehmen, bis der Blutspiegel in die empfohlenen Höhen von über 30 ng/ml klettert. Wenn Sie das tun wollen, sollten Sie zuvor mit Ihrem Hausarzt sprechen, anhand einer Blutuntersuchung ermitteln, wo Sie stehen und nach einigen Monaten den Erfolg der Behandlung überprüfen lassen.

Inwieweit der Vitamin-D-Spiegel auch Ihre sportliche Leistung beflügeln kann, wird derzeit noch näher erforscht. Tatsache ist, dass schon in der DDR der 1950er-Jahre gezielt UV-Bestrahlungen zur Leistungssteigerung bei Sportlern eingesetzt wurden. Heute weiß man, dass Vitamin D das Zusammenspiel zwischen Nerven und Muskelfasern verbessert. In Studien mit älteren Probanden (über 60 Jahre) wurde ein Zusammenhang zwischen dem D-Blutspiegel und der muskulären Leistungsfähigkeit gefunden, durch die Supplementierung konnte bei ihnen vor allem die Kraft verbessert werden. Für Sportler im jungen Erwachsenenalter gibt es bisher nur wenige Daten, aber zwei Studien deuten darauf hin, dass die Supplementierung mit 20.000 bis 40.000 I. E. pro Woche über mehrere Monate die Kraft- und Schnellkraftleistung verbessern kann – allerdings nur, wenn die Vitamin-D-Spiegel der Probanden zu Beginn unter 15 ng/ml lagen, also extrem niedrig. Bei Probanden, die mit mehr als 20 ng/ml in den Versuch starteten, konnte eine solche Entwicklung nicht belegt werden.

Ob Vitamin-D-Gaben auch den Zuwachs an Muskelmasse bei Kraftsportlern unterstützen können, ist bisher nicht erforscht. Man kann aber durchaus davon ausgehen, dass auch hier ein niedriger Blutspiegel eher nachteilig ist, denn gerade der »schnelle« und besonders gut auf Krafttraining reagierende Muskelfasertyp II spricht auf eine Supplementierung von Vitamin D bei niedrigen Ausgangswerten gut an. Darüber hinaus kann das Vitamin den Blutwert des freien, bioaktiven Testosterons um etwa 20 Prozent anheben. In der genannten Studie wurden allerdings täglich 3.332 I. E. Vitamin D über ein ganzes Jahr gegeben bis der Effekt gemessen wurde. Möglicherweise muss also eine Supplementierung langfristig erfolgen um positive Effekte im Hormonhaushalt zu verspüren. Eine kritiklose Einnahme von Vitamin D in hohen Dosierungen, die den Spiegel auf über 50 ng/ml anheben, ist hingegen abzulehnen, denn in einer Studie konnte gezeigt werden, dass diese Blutspiegel mit einer höheren Sterblichkeit einhergehen können. Hier ist also noch weiter Forschung notwendig.

Kreatin

Vor allem für die Muskelkontraktion wird Kreatin gebraucht, aber auch für die Funktion des Nervensystems. Letzteres zeigen zum Beispiel Untersuchungen mit Senioren, bei denen die geistige Leistungsfähigkeit durch Supplementierung mit Kreatin länger erhalten blieb. Als Kreatinphosphat ist es der Lieferant für die Phosphatgruppen, welche die »entladenen« Energiemoleküle ADP und AMP wieder aufladen. Sie erinnern sich doch noch an die »Geldkarte« ATP, mit der im Körper alle energieverbrauchenden Reaktionen bezahlt werden (falls nicht: Seite 15)? Kreatin wird mit der Nahrung vor allem aus Fleisch und Fisch aufgenommen oder unter Beteiligung der Aminosäuren Glycin, Arginin und Methionin im Körper selbst hergestellt.

Als Nahrungsergänzungsmittel verbessert es nachgewiesenermaßen sowohl die Kraft als auch die Schnellkraft, also die Kontraktionsgeschwindigkeit des Muskels. Außerdem macht es den Muskel durch Wassereinlagerungen in die Muskelzelle voluminöser. Das Gewicht des Wassers führt allerdings auch zu einem Plus auf der Waage, das vor allem bei schweren Athleten von über 100 Kilogramm bis zu fünf Kilogramm betragen kann. Dass auch unter der Haut Wasser eingelagert wird, sodass sich die Muskeln weniger gut abzeichnen, fällt nur bei einem Körperfettanteil von weniger als zehn Prozent unangenehm auf. Wer an Wettbewerben teilnehmen will, sollte deshalb zwei bis drei Wochen vorher auf Kreatin verzichten. Langfristig fördert Kreatin aber auch einen echten Zuwachs an Masse, weil es wichtige, trainingsabhängige, zelluläre Mechanismen als »Signalgeber« für den Aufbau von Muskelgewebe unterstützt und verstärkt.

Obwohl diese Effekte sehr interessant sind, ist die Investition in Kreatin für Anfänger trotzdem rausgeschmissenes Geld. Denn am Anfang ist die Erfolgskurve immer steil (erst recht bei wirklich effektivem Training), sodass die Wirkung von Kreatin schlicht untergeht. Mein Tipp: Heben Sie sich diesen zusätzlichen Kick als Joker auf. Feilen Sie zunächst an Ihrem Training, genießen Sie die deutlichen Anfangserfolge und wenn Sie dann nach zwei Jahren einen Motivationsschub brauchen, haben Sie das Ass Kreatin noch im Ärmel.

Unter den verschiedenen Produkten ist nur Kreatinmonohydrat empfehlenswert. Es hat sich in allen Studien als wirkungsvoll bewährt, und es gibt keine Belege dafür, dass andere Formen (»gepuffertes« Kreatin, Kreatinhydrochlorid, Tri-Kreatin-Citrat, Kreatinphosphat, Tri-Kreatin-Malat, Kreatinethylester, Kreatin Alpha-Keto-Glutarat, Kreatincitrat, Kreatinpyruvat, Kreatingluconat und wie sie alle heißen) diesem überlegen wären. Im Falle von Kreatinethylester, das nicht säurestabil ist und daher durch die Magensäure teilweise zersetzt wird, waren ihre Wirkungen sogar eher schlechter. Kreatinmonohydrat hingegen muss nicht gegen den Angriff von Magensäure »gepuffert« sein – 99 Prozent einer verabreichten Dosis überstehen die Magenpassage unbeschadet. Irreführend ist auch die Behauptung, man müsste Kreatin zusammen mit Unmengen von Kohlenhydraten zuführen, weil nur so genug Insulin im Blut wäre, um es in die Muskelzelle zu schleusen. Diese Kombination wäre nur dann nötig, wenn Sie – aus welchen Gründen auch immer – Ihre Muskelzellen in Rekordzeit maximal aufladen wollten. Besser ist es jedoch, ein paar Tage Geduld mitzubringen, dann müssen Sie Ihren Stoffwechsel nicht mit gesundheitlich problematischen Mengen an Traubensäften oder anderen Zuckerlösungen belasten und erzielen ebenso gute Ergebnisse. Der Insulinbasalwert (ohne Nahrungszufuhr) ist absolut ausreichend für die Kreatinaufnahme, nur eben nicht in der maximalen Geschwindigkeit. Vergessen Sie also all die komplizierten Einnahmeregeln, von denen behauptet wird, sie würden größere Erfolge erzielen – das ist Quatsch. Suchen Sie sich von den folgenden zwei Varianten eine aus und bleiben Sie dabei.

»Klassisches« Dosierungsschema: Man beginnt die »Aufladephase« mit einer täglichen Dosis von 0,3 Gramm Kreatin pro Kilogramm Körpergewicht, aufgeteilt in Portionen von etwa fünf Gramm, über insgesamt fünf Tage. Bei dem 82 Kilogramm schweren Beispielmann wären das also etwa 25 Gramm täglich, in Portionen von fünfmal fünf Gramm. Danach sind die Speicher maximal gefüllt, und es folgt die Erhaltungsphase, in der man täglich insgesamt drei bis fünf Gramm einnimmt.

»Sanftes« Dosierungsschema: Man nimmt dauerhaft sowohl morgens als auch nach dem Training je drei bis fünf Gramm Kreatin ein.

Der Nachteil des klassischen Schemas besteht darin, dass während der Aufladephase die Verletzungsgefahr erhöht sein kann, wenn es zu einem raschen und deutlichen Kraftanstieg kommt und man diesen dann meist auch voller Begeisterung ausnutzt. Dem können Sie mit bewusster Trainingsdisziplin begegnen. Der Nachteil des sanften Schemas liegt darin, dass es etwas länger dauert, bis die Speicher ganz voll sind und Sie deshalb drei bis vier Wochen Geduld mitbringen müssen. Dafür ist es unkomplizierter. Beide Schemata können übrigens durchaus ohne Pause über Jahre beibehalten werden, denn in Studien mit Langzeitverwendern von Kreatin wurden keinerlei Anhaltspunkte dafür gefunden, dass innere Organe durch die dauerhafte Einnahme Schaden nehmen könnten.

An welchen Vorgaben Sie sich auch orientieren, zwei Dinge müssen Sie beachten: Die Einnahme von Kreatin erhöht bei vielen Usern den Kreatininwert des Blutes und macht diesen routinemäßig bei Blutuntersuchungen gemessenen Parameter deshalb als Marker für Nierenschädigungen unbrauchbar. Zweitens: Nehmen Sie heißes Wasser für die Zubereitung! Wenn Sie Kreatinmonohydrat in zu kühlem Wasser verrühren, löst sich das Pulver nicht vollständig in der Flüssigkeit auf und es bleibt ein Rückstand im Glas. Mit diesem »Sand« kann auch ihr Magen-Darm-Trakt nichts anfangen; er wird nicht ins Blut aufgenommen und verursacht bei vielen Verwendern sogar Beschwerden wie Magenkrämpfe und leichten Durchfall. Wenn das bei Ihnen der Fall ist, obwohl Sie heißes Wasser genutzt haben (vor dem Trinken darf die Mischung ruhig etwas abkühlen), sollten Sie die Einzeldosen auf zwei bis drei Gramm begrenzen. Nach meiner Erfahrung reduziert diese Vorgehensweise auch die Wassereinlagerungen unter der Haut.

Manche Sportler berichten zudem, durch Kreatin sei ihre Muskulatur »fester« geworden (im Sinne einer erhöhten Grundspannung) oder sie neige sogar zu Krämpfen. Dies lässt sich meist abschwächen, indem man zusätzlich ein Magnesiumpräparat einnimmt. Meiner Erfahrung nach kommt diese Nebenwirkung jedoch bei Athleten aus Schnellkraft- und Maximalkraftsportarten (Sprint, Speerwerfen, Gewichtheben) deutlich häufiger vor als bei Fitnesssportlern und Bodybuildern.

Carnitin

Carnitin (auch L-Carnitin genannt) ist eine Substanz, die der Körper selbst herstellt und mit Fleisch über die Nahrung aufnimmt. Eine Unterversorgung ist selten, tritt aber gelegentlich bei Vegetariern auf und bei älteren Menschen, deren Eigensynthese oft nicht mehr gut funktioniert. Carnitin ist zuständig für den Transport von Fettsäuren in die Mitochondrien (die »Kraftwerke« der Zelle) innerhalb der Muskelzelle. Das heißt aber nicht, dass man leichter abnehmen würde – dafür braucht man immer noch eine negative Kalorienbilanz.

Interessant ist Carnitin für Ausdauersportler, weil durch eine Anhebung des Levels in der Muskulatur bei niedriger Belastung prozentual mehr Fett als Energie genutzt wird. Dadurch wird der Vorrat des »Supersprits« Glycogen für hohe Intensitäten geschont. Darüber hinaus können die Kohlenhydrate bei solchen hohen Belastungen besser verwertet werden, nämlich unter Nutzung von Sauerstoff, sodass der Körper weniger auf die anaerobe Energiebereitstellung angewiesen ist. Dadurch wird weniger Milchsäure (Laktat) gebildet, was die Ermüdung des Muskels hinauszögert. Das macht sich vor allem bei mehrstündigen Ausdauereinheiten bemerkbar und bei solchen mit hoch intensiven Zwischenspurts oder anstrengenden Steigungen. Nebenbei angemerkt: Studien mit Carnitinpräparaten zeigen eindeutige therapeutische Wirkungen bei nichtalkoholischer Fettleber, Diabetes und Herz-Kreislauf-Erkrankungen!

Das Problem: Damit Carnitin als Nahrungsergänzung überhaupt in der Muskelzelle ankommt, muss es zusammen mit sehr großen Mengen Kohlenhydraten zugeführt werden, weil die Substanz offenbar einen hohen Insulinspiegel braucht, um aufgenommen zu werden. Dies wurde in den früheren Studien nicht beachtet, sodass praktisch alle Arbeiten bis 2006 keine signifikanten Effekte von Carnitin auf die Energiebereitstellung aus Fetten messen konnten. In den neuen Studien konnte jedoch gezeigt werden, wie man vorgehen muss, um den Carnitingehalt in den Zellen messbar zu erhöhen: zweimal am Tag müssen jeweils 80 Gramm schnell verfügbare Kohlenhydrate – Traubenzucker, Stärke oder Maltodextrin– mit 1,5 Gramm Carnitin kombiniert eingenommen werden. Dies muss man allerdings einige Monate durchhalten, dann kann man nach einem halben Jahr etwa 20 bis 25 Prozent mehr Carnitin in den Zellen nachweisen. Nach meiner persönlichen Einschätzung würde eine Mischung aus 40 Gramm Wheyprotein und 40 Gramm der genannten schnell verfügbaren Kohlenhydrate wohl ähnliche Insulinwerte ergeben und damit auch vergleichbare Ergebnisse hinsichtlich der erhöhten Carnitinspeicherung. Der führende Forscher auf dem Gebiet, Paul Greenhaff, hat in einer persönlichen Kommunikation meine Meinung bestätigt und erwähnte, dass aktuell die Kombination aus speziellen Aminosäuren und Kohlenhydraten zur Anhebung des Insulinspiegels für die optimale Einschleusung von L-Carnitin in die Muskelzelle untersucht wird. Übrigens, falls Sie panische Angst vor den vielen Kohlenhydraten und den hohen Insulinwerten haben: In den bisher durchgeführten Studien ergab sich keinerlei Gewichtszunahme bei den Probanden durch die Kombination von Carnitin und reichlich Kohlenhydraten. Vielmehr fanden sich Hinweise, dass Carnitin möglicherweise den Energieverbrauch steigert, wenn es sich tatsächlich in der Muskelzelle einlagert. Die Story um L-Carnitin als Fatburner ist also noch einmal sehr aufregend geworden und man darf die künftigen Studienergebnisse mit Spannung abwarten.

Insbesondere als sehr gut trainierter Ausdauersportler mit niedrigem Körperfettanteil und hohem Kohlenhydratverbrauch können Sie sich die Carnitinspeicherung erlauben und davon profitieren. Die erste Tagesdosis nehmen Sie zum Frühstück ein, die zweite nach einer ihrer täglichen Trainingseinheiten. Nach mehreren Monaten sollte sich dann eine zumindest dezent spürbare Leistungsverbesserungen einstellen, und zwar sowohl bei langen, niedrigintensiven Trainingseinheiten wie auch bei hohen Intervallbelastungen. Viele Hersteller unterstellen Carnitin ferner eine regenerationsfördernde Wirkung. Sie begründen dies mit Studien, wonach die Supplementierung einige Blutmarker für Zellschäden oder andere Erholungswerte positiv beeinflusst. Leider ist das nicht automatisch gleichbedeutend mit einer objektiv schnelleren Erholung nach hohen Belastungen, denn dieser Prozess ist äußerst komplex und noch bei Weitem nicht in allen Details erforscht. Die Regeneration lässt sich nicht anhand einzelner Blutwerte nachweisen, sondern nur, indem die gleiche Leistung nach kürzerer Erholungszeit (beispielsweise nach 24 statt 48 Stunden) erneut erbracht werden kann. Wenn man solche konkreten Parameter untersucht hat, konnte bisher nicht belegt werden, dass Carnitin die Erholung positiv beeinflussen würde.

»Fatburner«

Verabschieden Sie sich am besten gleich von Hoffnungen auf irgendein Wundermittel – die meisten funktionieren nicht, und wenn sie es tun, sind sie meist höchst gefährlich oder sogar illegal. Die einzigen Ausnahmen, die eine deutliche Wirkung mit vertretbarem Risiko zeigen, sind Koffein und Epigallocatechingallat (EGCG), der Wirkstoff aus Grüntee. Koffein hebt den Adrenalinspiegel an und zwar umso stärker, je weniger Kaffee, Tee oder Colagetränke jemand im Alltag konsumiert. Dadurch kann der Appetit leicht sinken und der Grundumsatz für einige Stunden ansteigen. Bei hohen Dosierungen von 400 bis 600 Milligramm Koffein kann diese Stoffwechselsteigerung bis zu zehn Prozent betragen; bei geringeren Mengen, die etwa zwei bis drei Tassen Kaffee entsprechen, liegt der Wert bei etwa drei bis vier Prozent. Ähnlich stoffwechselaktivierend wirkt das Epigallocatechingallat (EGCG) aus Grüntee, hier kommt der Effekt aber durch den verzögerten Abbau von Noradrenalin zustande. Das regt die Thermogenese (Wärmebildung) des Körpers an, sodass mehr Energie verbraucht wird. Kombiniert man EGCG mit Koffein, addieren sich die Effekte, und der Grundumsatz steigt stärker, als wenn man nur die Einzelsubstanzen einnehmen würde. Die Kombination von EGCG mit Koffein wirkt sich auch positiv aus, wenn man den Fettstoffwechsel optimieren will und dafür niedrigintensive Ausdauerbelastungen über lange Zeit trainiert. In beiden Fällen empfehlen sich Dosierungen von 250 bis 450 Milligramm EGCG zusammen mit 150 bis 300 Milligramm Koffein pro Tag beziehungsweise vor einem Fettstoffwechseltraining.

Diese Mengen können Sie sich mit handelsüblichem Grüntee nicht einverleiben, sondern müssen ihn als Extrakt kaufen. Achten Sie dabei auf einen ausreichend hohen EGCG-Gehalt. Beim Koffein können Sie davon ausgehen, dass eine Tasse Kaffee schwarz zwischen 60 und 90 Milligramm Koffein enthält und ein Tasse schwarzer Tee maximal 20 bis 30 Milligramm. Ob Sie zusätzlich ein Präparat einnehmen müssen, um die notwendige Wirkstoffmenge zu erreichen, hängt also davon ab, ob und wie viel Kaffee und Tee Sie trinken. Denn übertreiben dürfen Sie es nicht, sonst kann es zu unangenehmen Nebenwirkungen wie Herzklopfen, Herzrasen, Schwitzen, Unwohlsein, Übelkeit, Erbrechen, Nervosität und Blutdruckanstieg kommen. Ob als Präparate oder Getränke: Ideal ist es, die Wirkstoffdosen über den Tag zu verteilen. In Untersuchungen hat es sich als vorteilhaft gezeigt, dreimal täglich 90 Gramm EGCG plus 50 oder 100 Gramm Koffein einzunehmen. Die untere Dosierungsangabe gilt für alle, die Koffein nicht gewöhnt sind.

Kapitel 6

Die LOGI-Methode: Der Weg zu gesunder Ernährung

Das Wichtigste für Ungeduldige

Die in den vorangegangenen Kapiteln geschilderten Erkenntnisse haben vieles auf den Kopf gestellt, was lange als gesunde Ernährung galt. Insbesondere für Menschen mit Insulinresistenz und entsprechenden Folgen wurde daraus ein neues Ernährungskonzept entwickelt und »LOGI-Methode« genannt.[3] Die Abkürzung steht für »Low glycemic and insulinemic«, also »niedriger Blutzucker- und Insulinspiegel«. Es handelt sich dabei nicht um eine Diät, sondern um eine Neuorientierung der alltäglichen Ernährung. Die primäre Zielgruppe sind Menschen mit lebensstilbedingten Stoffwechselstörungen wie dem metabolischen Syndrom, Typ-2-Diabetes, polyzystisches Ovariensyndrom, nichtalkoholischer Fettleber. Aber im Grunde ist sie die perfekte Ernährungsform für alle Menschen: weg von den leicht verdaulichen Kohlenhydraten, die den Organismus übermäßig belasten.

---

3   Worm, Nicolai: »Die LOGI-Methode. Glücklich und schlank«. systemed Verlag, Lünen, 2003

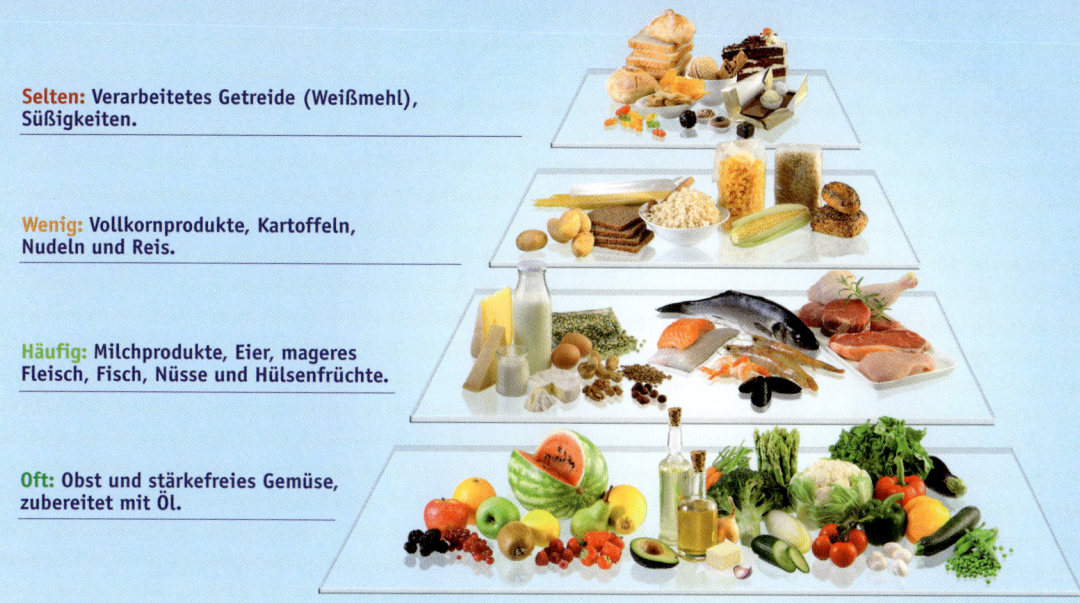

Selten: Verarbeitetes Getreide (Weißmehl), Süßigkeiten.

Wenig: Vollkornprodukte, Kartoffeln, Nudeln und Reis.

Häufig: Milchprodukte, Eier, mageres Fleisch, Fisch, Nüsse und Hülsenfrüchte.

Oft: Obst und stärkefreies Gemüse, zubereitet mit Öl.

Grafik: Die LOGI-Pyramide

Brot und andere Getreideprodukte mussten von der Basis in die Spitze der Pyramide weichen. Während sie früher als Grundlage einer gesunden Ernährung galten, sollen sie nach neuen Erkenntnissen deutlich seltener verzehrt werden.

Die neue Ernährungspyramide

Anders als bei den etablierten Ernährungsempfehlungen bilden Kohlenhydrate aus Getreideprodukten und Kartoffeln bei der LOGI-Ernährung nicht länger die Basis der Ernährung und auch nicht die zweite Etage, sondern sie sind in die Spitze gerückt. Als Grundlage einer gesunden Ernährung werden Gemüse, Obst und hochwertige Pflanzenöle wie zum Beispiel solche aus Oliven oder Walnüssen angesehen. Auf der zweiten Stufe stehen Nahrungsmittel, die Proteine und oft auch hochwertige Fette liefern wie Milchprodukte, Fisch, Fleisch, Eier, Nüsse und Hülsenfrüchte. Der Aufbau der Pyramide macht anschaulich, dass es nicht darum geht, irgendwelche Nahrungsmittel zu verbieten – sie bietet lediglich eine Orientierung, was Sie reichlich essen dürfen und was lieber seltener auf dem Speiseplan stehen sollte. Falls Sie unsicher sind, wie Sie Ihre Ernährung nach diesen Prinzipien neu gestalten können: In den Büchern zur LOGI-Methode aus dem systemed Verlag werden Sie jede Menge Inspiration finden – auch dann, wenn Sie eine Familie versorgen, vegetarisch essen wollen oder sich Gourmetrezepte von Sterneköchen wünschen. Wenn Sie Ihre Ernährung nach der LOGI-Pyramide statt nach den alten Empfehlungen ausrichten wollen, ist es wichtig, einen für Sie passenden Weg zu finden, der nicht mit Verboten gepflastert ist. Dann können Sie das Gleiche erleben wie viele andere, die diese Umstellung gemacht haben: Sie werden sich wach und energiegeladen fühlen, kaum noch Heißhungerattacken erleben und wirklich satt und befriedigt vom Tisch aufstehen. Es ist gut möglich, dass Sie die Portionen, die Sie eigentlich essen dürften, nicht mal schaffen können. Wie groß die Mengen an Nahrung sind, die man mit LOGI im Vergleich zu der üblichen Ernäh-

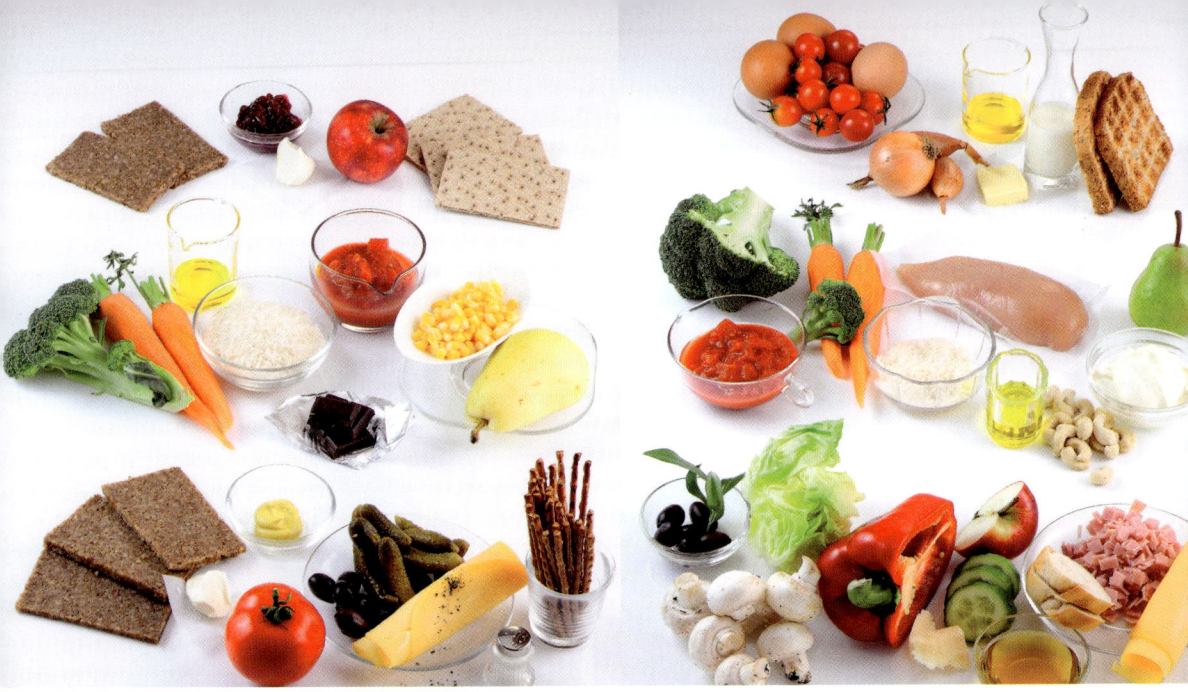

Grafik: Vergleich DGE – LOGI-Tagesplan (Normalkost)

(links) DGE: Normalkost mit 2.200 kcal und 1.625 g Lebensmitteln
(rechts) LOGI: Normalkost mit 2.200 kcal und 2.130 g Lebensmitteln

rung futtern darf, zeigen die exemplarischen Ernährungspläne, die Nicolai Worm und
Heike Lemberger für das Buch »Mehr Fett!« (systemed Verlag) ausgearbeitet haben.
Das gilt vor allem, wenn Sie ein bedarfsdeckendes Kalorienbudget zur Verfügung
haben und keine Reduktionskost zum Abnehmen einhalten müssen. Doch nicht
nur das: Die nähere Aufschlüsselung der Vitamine, Mineralien und Ballaststoffe zeigt,
dass man an den vorgestellten Beispieltagen mit LOGI wesentlich mehr Nährstoffe
bekommt. Das ist vor allem für Sportler wichtig, die eher einen überdurchschnittli-
chen Bedarf haben, weil sie ihrem Körper mehr abverlangen. Die Empfehlungen der
Deutschen Gesellschaft für Ernährung (DGE) für die tägliche Nährstoffzufuhr werden bei der LOGI-Normalkost fast alle erreicht, nur Jod und Fluor bleiben unter den
gewünschten Werten. Bei der DGE-Normalkost werden dagegen nur 9 von 21 Ziel-
werten erreicht, bei der Reduktionskost sind es sogar nur 8. Im LOGI-Beispiel für die
Reduktionskost werden neben Jod und Fluor zusätzlich weniger Calcium, Folsäure
und Vitamin D aufgenommen als nach offiziellen Empfehlungen wünschenswert
wäre, aber das spricht nicht gegen diese Ernährungsform. Jod und Fluor lassen sich
nämlich mit Meeresfisch und entsprechend angereichertem Salz zuführen (ob letzteres allerdings sinnvoll ist oder nicht, ist in der Fachwelt umstritten). Eine etwas geringere Calciumzufuhr wäre für Kraftsportler ebenfalls unproblematisch, weil das Training einen so großen Reiz auf den Bewegungsapparat ausübt, dass der Körper auch
bei suboptimalem Angebot nicht die Calciumvorräte in den Knochen angreift, sondern stattdessen seine Aufnahmekapazität deutlich erhöht. Mehr Folsäure bekommt
man durch mehr grünes Blattgemüse und erstaunlicherweise durch den Genuss von
Kaffee. Die Folsäurezufuhr durch Nahrungsergänzungsmittel zu unterstützen, wird
nur Frauen empfohlen, die schwanger sind oder es werden wollen. Bleibt nur noch

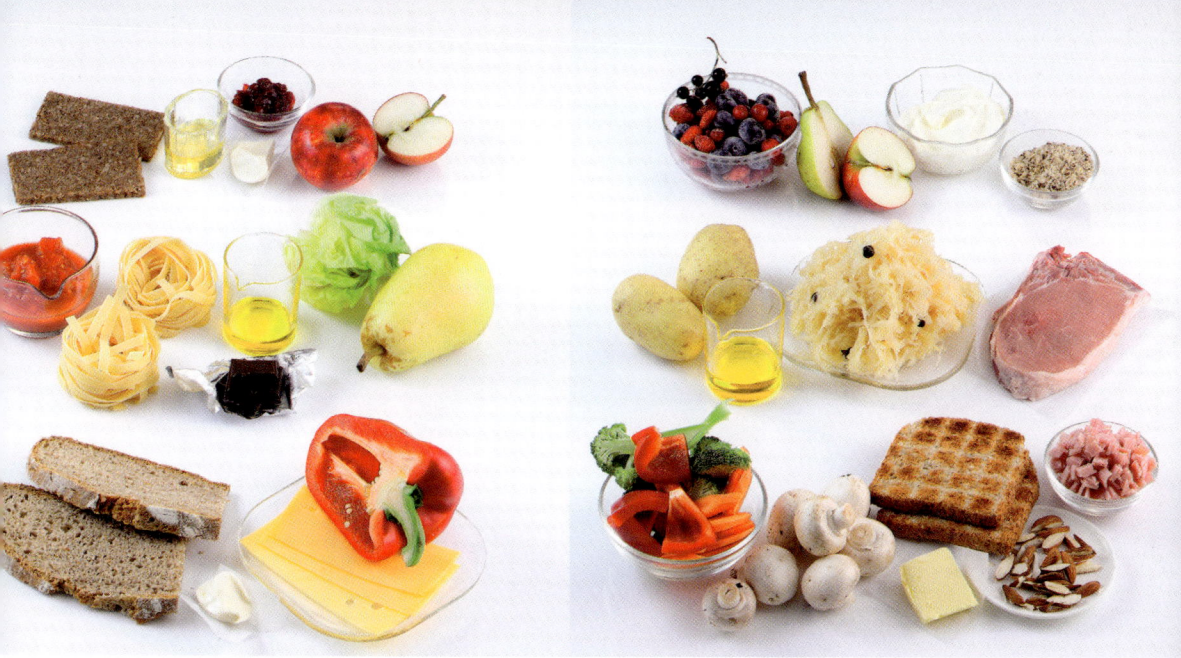

Grafik: Vergleich DGE – LOGI-Tagesplan (Reduktionskost)

(links) DGE: Reduktionskost mit 1.600 kcal und 1.405 g Lebensmitteln
(rechts) LOGI: Reduktionskost mit 1.600 kcal und 1.460 g Lebensmitteln

Vitamin D – und dass dessen Versorgung ohnehin kaum über die Ernährung gesichert werden kann, wissen Sie ja bereits. Wie weit Sie die Kohlenhydrate konkret reduzieren sollten, hängt von Ihren Zielen ab. Möchten Sie abnehmen, Muskeln aufbauen, einen Marathon laufen? In jedem Fall werden Sie mit LOGI gesünder leben: Ihre Blutfettwerte werden sich verbessern und Ihr Blutdruck sinken, Ihre Bauchspeicheldrüse wird entlastet, weil sie weniger Insulin produzieren muss, und Krebszellen können das Immunsystem nicht so leicht unterlaufen, weil sie weniger insulininduzierte Wachstumsimpulse bekommen. Langfristig sinkt mit der niedrigen glykämischen Last Ihr Risiko, einen Herzinfarkt oder Schlaganfall zu bekommen, an Diabetes zu erkranken oder Krebs zu entwickeln – die drei wichtigsten Ursachen für einen vorzeitigen Tod in Deutschland.

Darüber hinaus werden Sie sich mit der LOGI-Ernährung fit und voller Energie fühlen, sodass einem effektiven Krafttraining nichts im Weg steht. Auf geht's!

DGE	Vergleich der Tagespläne	LOGI
60%	Kohlenhydrate	25%
10%	Protein	25%
30%	Fett	50%
2.200 Kalorien (Normalkost)		
1.625 g	Nahrungsmenge	2.130 g
135 kcal/100 g	Energiedichte	103 kcal/100 g
9 von 21 erreicht	Zielwerte für die Nährstoffzufuhr	19 von 21 erreicht
1.600 Kalorien (Reduktionskost)		
1.405 g	Nahrungsmenge	1.460 g
115 kcal/100 g	Energiedichte	110 kcal/100 g
8 von 21 erreicht	Zielwerte für die Nährstoffzufuhr	16 von 21 erreicht

DGE-Tagesplan
Normalkost mit 2.200 kcal und 1.625 g Lebensmitteln

5 Mahlzeiten, Energiedichte: 135 kcal/100 g

Frühstück 2 Scheiben Vollkornbrot à 50 g, 15 g Margarine, 40 g Marmelade oder Honig, 1 Apfel à 125 g

Snack 3 Scheiben Knäckebrot

Mittagessen *Reis-Gemüse-Pfanne* aus 100 g Reis (300 g gegart), 100 g Brokkoli, 100 g Möhren, 50 g Mais, 100 ml Tomaten-Kräuter-Sauce aus dem Glas, 1,5 EL Olivenöl, 1 Birne à 180 g

Snack 25 g Zartbitterschokolade

Abendessen 3 Scheiben Vollkornbrot à 50 g, 10 g Halbfettmargarine, 10 g Senf, 30 g Schnittkäse, 45 % Fett i. Tr., 1 große Tomate à 100 g, Salz, Pfeffer, 2 Gewürzgurken, 20 g schwarze Oliven, 25 g Salzstangen

Siehe beispielhafte Abbildungen auf Seite 60.

Fett-Eiweiß-betonter LOGI-Tagesplan
Normalkost mit 2.200 kcal und 2.130 g Lebensmitteln

4 Mahlzeiten, Energiedichte: 103 kcal/100 g

Frühstück *Rührei* aus 2 EL Rapsöl, 50 ml Vollmilch, 3 Eiern, 1 Zwiebel, 150 g Cherrytomaten, 2 Scheiben Toastbrot à 30 g, 10 g Butter

Mittagessen *Hühnchen-Gemüse-Pfanne* aus 200 g Hähnchenfleisch, 100 g Brokkoli, 100 g Möhren, 40 g Reis (120 g gegart), 100 ml Tomaten-Kräuter-Sauce aus dem Glas, 1,5 EL Olivenöl, *Dessert* aus 100 g Quark 40 % Fett i. Tr., ½ Birne à 90 g

Snack 25 g Cashewkerne

Abendessen *Fruchtiger Salat* aus 50 g Kopfsalat, 1 rote Paprika à 150 g, 100 g Champignons, 50 g Gurke, 30 g Schnittkäse 45 % Fett i. Tr., 60 g Schinkenwürfeln, 10 g Parmesan, 20 g schwarzen Oliven, 1 kleinen Apfel à 150 g, *Essig-Olivenöl-Dressing* aus 1 EL Öl, 30 ml Essig, 1 Scheibe Baguette (30 g)

Siehe beispielhafte Abbildungen auf Seite 60.

DGE-Tagesplan
Reduktionskost mit 1.600 kcal und 1.405 g Lebensmitteln

5 Mahlzeiten, Energiedichte: 115 kcal/100 g

Frühstück   2 Scheiben Vollkornbrot à 50 g, 10 g Margarine, 25 g Marmelade, 25 g Honig

Snack   1 Apfel à 150 g

Mittagessen   *Nudeln mit Tomatensauce und Salat* aus 80 g Nudeln (ungegart), 80 g Tomatensauce aus dem Glas, 50 g Kopfsalat, 1,5 EL Olivenöl fürs Dressing, 1 große Birne à 200 g

Snack   25 g Zartbitterschokolade

Abendessen   2 Scheiben Graubrot à 50 g, 10 g Margarine, 20 g Schnittkäse 30 % Fett i. Tr., 1 rote Paprika à 100 g

Siehe beispielhafte Abbildungen auf Seite 61.

Fett-Eiweiß-betonter LOGI-Tagesplan
Reduktionskost mit 1.600 kcal und 1.460 g Lebensmitteln

Frühstück   *Quarkspeise* aus 120 g Sahnequark 40 % Fett i. Tr., 300 g Obst (zum Beispiel Apfel, Birne, Beeren), 20 g geriebenen Nüssen

Mittagessen   160 g Kotelett, 250 g Sauerkraut, 2 EL Rapsöl, 200 g Pellkartoffeln

Abendessen   *Gemüse-Schinken-Pfanne* aus 200 g Gemüsemischung, 100 g Champignons, 50 g Schinkenwürfeln, 10 g Parmesan, 30 g Butter-Mandel-Sauce, 2 Scheiben Dreikorntoast à 30 g

Siehe beispielhafte Abbildungen auf Seite 61.

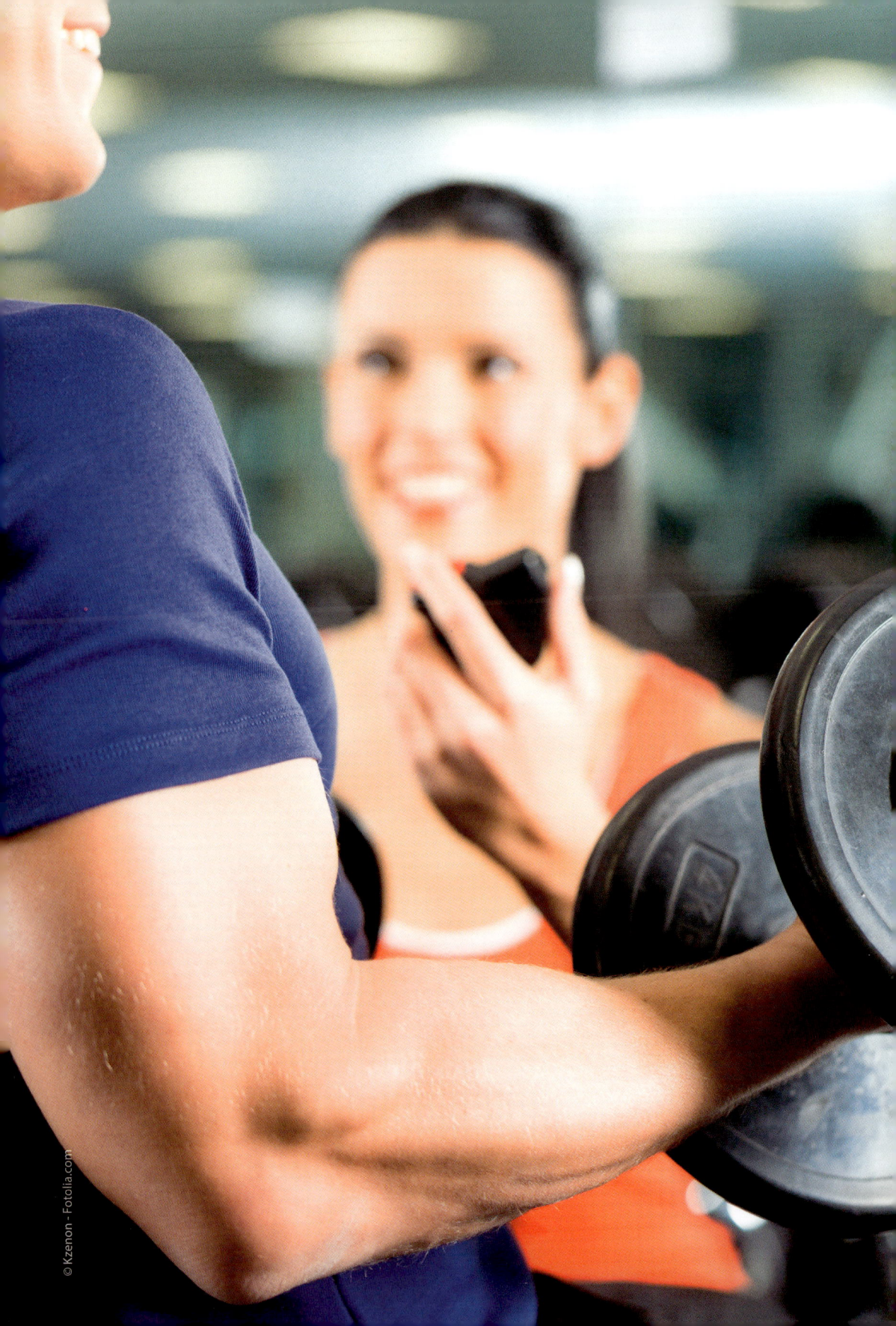

[Teil 2]
Effektives Kraft-training: So geht's!

Mit einer hochwertigen Ernährung, die Ihnen alle notwendigen Nährstoffe liefert, schaffen Sie die Basis für Ihre körperliche Leistungsfähigkeit – doch das genügt natürlich nicht, um optimale Ergebnisse zu erzielen. Ohne Training entwickelt sich ein Muskel nicht, da kann er noch so gut gefüttert werden. Deshalb geht es im folgenden Abschnitt darum, wie die Muskulatur arbeitet und was ihre Leistung bremst oder beflügelt.

[Kapitel 7]
Aufbau und Wachstum der Muskeln

Das Wichtigste für Ungeduldige

Im Körper gibt es zwei verschiedene Arten von Muskeln. Eine wird die »glatte« Muskulatur genannt und sorgt für die unwillkürlichen Bewegungen von Organen wie Magen, Darm und Gefäße. Die Skelettmuskulatur, die Sie mehr oder weniger bewusst ansteuern können, um zum Beispiel ein Glas Wasser zu ergreifen, die Augenbrauen hochzuziehen oder ihren Rücken aufrecht zu halten, wird dagegen auch »quergestreifte« Muskulatur genannt. Diese Optik ergibt sich aus dem Aufbau der Muskelfasern (siehe Grafik).

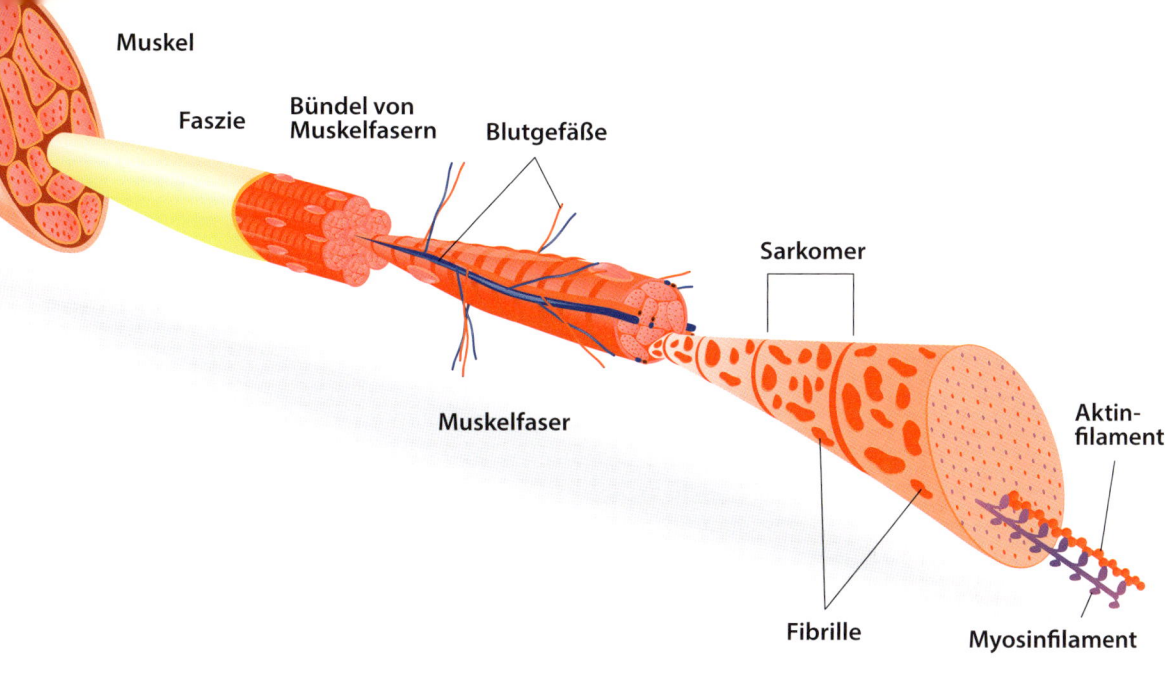

Muskel

Faszie **Bündel von Muskelfasern** **Blutgefäße**

Sarkomer

Muskelfaser

Aktin- filament

Fibrille **Myosinfilament**

Grafik: Aufbau der Skelettmuskulatur

Die sogenannte »quergestreifte« Muskulatur ist aus immer feiner werdenden Faserbündeln aufgebaut. Die feinsten Fasern bestehen aus zwei verschiedenen Proteinfäden (Aktin- und Myosinfilamente), die durch einen Nervenreiz dazu angeregt werden, sich ineinander zu schieben. Dadurch verkürzt sich der entsprechende Abschnitt (Sarkomer). Je mehr dieser Abschnitte sich gleichzeitig verkürzen, desto stärker spannt sich der Muskel an.

So sorgen die Muskeln für Bewegung

Ein Skelettmuskel ist so ähnlich aufgebaut wie ein starkes Seil, nämlich aus Bündeln von immer feiner werdenden »Fäden«. Die noch mit bloßem Auge erkennbare Struktur besteht aus Strängen von Muskelfasern, die sich wiederum aus Bündeln sogenannter Myofibrillen zusammensetzen. Mehrere Fasern werden gemeinsam von Blutgefäßen versorgt und von einem Nerv gesteuert, der sich an seinem Ende verzweigt und mit dieser »motorischen Endplatte« auf einer der Fasern aufliegt. Je weniger Fasern von demselben Nerv versorgt werden, desto feiner lässt sich die Arbeit dieses Muskels kontrollieren.

Auch die Myofibrillen sind Bündel aus faserartigen Strukturen, den Aktin- und Myosinfilamenten. Hier befinden wir uns bereits auf der molekularen Ebene. Diese feinen Fäden bestehen aus Ketten gleichartiger Abschnitte, die Sarkomere, in denen die eigentliche Muskelarbeit stattfindet – und das geht so: Die Myosinfilamente enden jeweils mit einem verdickten »Köpfchen«, das Kontakt zu den Aktinfilamenten aufnehmen und dann abknicken kann. Dadurch schieben sich die zwei Filamente ineinander und das Sarkomer verkürzt sich. Je mehr Sarkomere durch einen Nervenreiz zu dieser Reaktion angeregt werden, desto stärker verkürzt sich der Muskel insgesamt und desto größer ist die Kraft, die er auf diese Weise ausüben kann. Die Muskeln enden in festen Bindegewebsfasern, den Sehnen, mit denen sie an einem Knochen befestigt sind. So setzen die zwei Köpfe des Armbeugermuskels

(Musculus bizeps) versteckt unter der Schultermuskulatur an verschiedenen Stellen des Schulterblattes an und ziehen zum »Speiche« genannten Teil des Unterarmknochens. Verkürzt sich der Bizeps, zieht er den Unterarm zur Schulter heran. Wenn die Muskelfaser keine Impulse mehr über die motorische Endplatte erhält, entspannt sie sich und die Filamente gleiten wieder auseinander. Doch für die Streckung des Armes reicht das nicht; es wird zudem die Kontraktion des dreiköpfigen »Armstreckers« (Musculus trizeps) gebraucht. Einen solchen Partner für die entsprechende Gegenbewegung brauchen viele Muskeln.

Manche Muskelfasern sind so optimiert, dass sie eher langsam reagieren und nicht so viel Kraft entwickeln, aber dafür ausdauernd sind (Typ 1). Andere können große Kraft geradezu explosiv freisetzen, ermüden aber schnell (Typ 2). Die Anteile dieser Fasertypen in den einzelnen Muskeln richten sich nach dessen Aufgabe, sind aber auch von Mensch zu Mensch verschieden – je nach Genetik. Langstreckenläufer haben größere Chancen auf Erfolg, wenn ihre Beinmuskeln möglichst viele Typ-1-Fasern aufweisen; für Bodybuilder sind dagegen viele Typ-2-Fasern günstiger, denn sie sind es, die durch das Krafttraining rasch dicker werden (hypertrophieren).

Ohne Erholung kein Muskelaufbau

Jede Belastung ermüdet den Muskel, seine Leistungsfähigkeit ist also zunächst einmal geschwächt. Ursache für diese Ermüdung ist unter anderem der Schwund der Glycogenvorräte, denn natürlich verbraucht die Bewegung der Aktin- und Myosinfilamente Energie. Je größer die Belastung im Vergleich zum Trainingszustand des Muskels ist, desto mehr wird von diesem »schnellen« Zucker genutzt, der im Gegensatz zu Fett auch ohne Sauerstoff umgesetzt werden kann. Je mehr von den Glycogenvorräten verbraucht ist, desto mehr muss der Muskel auf Fettsäuren als Energieträger zurückgreifen. Weil deren Verwertung jedoch aufwendiger ist, muss die Belastungsintensität dann deutlich gesenkt werden. Im Ausdauersport ist dieses Phänomen wohlbekannt und wird häufig als »Mann mit dem Hammer« bezeichnet, weil man schlagartig das Gefühl hat, dass nichts mehr geht. Durch Zufuhr von Kohlenhydraten während der Belastung versuchen die Athleten, diesen Punkt möglichst lange hinauszuzögern.

Bei den typischen Anforderungen im Krafttraining wird die »Energiewährung« ATP zunächst durch die Spaltung von Kreatinphosphat bereitgestellt, nach 10 bis 20 Sekunden Belastungsdauer dann immer mehr aus der Spaltung von Zucker, ohne Einsatz von Sauerstoff. Dabei entsteht allerdings Milchsäure, die in Laktat und Wasserstoffionen zerfällt und dadurch den pH-Wert des Muskels sinken lässt – er wird also »sauer«. Beide Faktoren – der Abbau des Kreatinphosphatspeichers und die Ansammlung von Wasserstoffionen – tragen zur Ermüdung des Muskels bei kurzen Belastungen (bis zu einer Minute) bei.

Ein weiterer begrenzender Faktor ist das Mineral Calcium, das für die Kontraktionsfähigkeit gebraucht wird. Bei jeder Anspannung des Muskels strömt das Mineral aus den Organellen (sarkoplasmatisches Retikulum) der Muskelzelle heraus und danach wieder zurück – aber jedes Mal mit einem kleinen Verlust. Je größer das Minus wird, desto schlapper ist auch der Muskel.

Nach hohen oder ungewohnten Belastungen kann der Muskel sogar ordentlich wehtun. Diese als »Muskelkater« bekannten Schmerzen hat wohl jeder schon erlebt. Die Ursache dafür liegt jedoch nicht in der Übersäuerung des Muskels durch Laktat (wie früher geglaubt), sondern in kleinsten Verletzungen der Muskelfasern, die minimale Entzündungsreaktionen und leichte Schwellungen nach sich ziehen. Das fühlt sich unangenehm an, weil die Nervenendigungen in der Nähe der Miniverletzungen gereizt werden. Weil die Schwellungen mit etwas Verzögerung auftreten, spürt man den Muskelkater meist erst viele Stunden nach der Belastung, während eine ernstere Verletzung, wie beispielsweise ein Faserriss oder eine Muskelzerrung, sofort wehtun würde.

Die Nerven am Limit

Für das Krafttraining ist der Zustand des Nervensystems, das den Muskel ansteuert, noch wichtiger als dessen Versorgung mit Energie und Mineralien. Der Grund: Es ermüdet schneller als die Muskulatur und braucht länger, um sich wieder zu erholen. Ein Muskelkater ist zwar eigentlich harmlos und bedeutet nicht, dass der entsprechende Körperteil nicht bewegt werden sollte. Er ist aber ein Zeichen dafür, dass die Muskeln hoch belastet wurden – und damit meist auch deren Nervensystem. Das bedeutet: Es dauert länger als sonst, bis der Muskel wieder optimal angesteuert wird und seine Kraft voll entfalten kann.

Manche schwören darauf, die Muskeln bis zum völligen Versagen zu fordern, aber damit belasten sie das Nervensystem so stark, dass es bis zu einer Woche benötigt, um sich zu erholen und wieder voll trainingsbereit zu sein. Für den Muskel ist diese Zeit jedoch zu lang; sein Aufbau stagniert und Sie verschenken wertvolle Zeit, wenn Sie Ihre Ziele schnell erreichen wollen. Es ist zwar korrekt, dass beim klassischen Bodybuilding jeder Muskel nur einmal pro Woche mit vielen Intensitätstechniken trainiert wird und dies gute Fortschritte ermöglicht. Das gilt aber nach meiner Erfahrung nur für Menschen mit einer für den Kraftsport günstigen Genetik. »Normalos« kommen mit diesem Trainingssystem dagegen ziemlich schnell an ihre Grenzen. Die meisten Menschen erreichen einen stetigen Zuwachs an Masse eher, wenn sie den Muskel zwei- oder sogar dreimal pro Woche trainieren – und zwar ohne extreme Intensitäten und auf keinen Fall bis zur völligen Erschöpfung.

Die meisten finden es eher lästig, dass der Muskel »schlappmacht« und dadurch ihren ehrgeizigen Ambitionen Grenzen setzt. Doch diese Ermüdung ist unverzichtbar, um eine Entwicklung zu provozieren! Wenn Sie immer im Rahmen dessen bleiben, was der Muskel problemlos schaffen kann, erhalten Sie allenfalls den Status quo – und mitunter nicht einmal das. Um eine positive Veränderung zu erreichen, müssen Sie den Körper dazu animieren, etwas zu investieren. Und das Signal dafür ist eben die Ermüdung.

So sind die Calciumvorräte und die Glycogenspeicher einige Stunden nach der Belastung nicht nur wieder aufgefüllt, sondern es wird langfristig sogar ein bisschen mehr eingelagert als vorher. Wo die Myofibrillen verletzt sind, wird neues Muskelgewebe gebildet – und zwar etwas mehr als nötig wäre, um den Schaden lediglich auszubessern. Die Übersäuerung des Muskels signalisiert dem Körper: Die Sauerstoffversorgung reicht nicht. Dieser Reiz regt die Bildung neuer Blutgefäße an (Kapillarisierung), was eine bessere Versorgung mit Nährstoffen und Sauerstoff ermöglicht. Dadurch können nicht nur Ausdauersportler länger Tempo machen, auch die Arbeit mit Gewichten wird langfristig effektiver, weil die Muskeln mehr Kraft entfalten können und schneller regenerieren.

Solche wünschenswerten Anpassungen werden in der Sportwissenschaft »Superkompensation« genannt. Aus dem Leistungskeller, in dem Sie nach der Belastung gelandet sind, steigen Sie also nicht nur in das Geschoss zurück, aus dem Sie gekommen sind, sondern ein paar Stufen höher. Wenn Sie effektiv und hartnäckig trainieren, gelangen Sie dann irgendwann sogar ins nächste Stockwerk. Das setzt jedoch voraus, dass Sie Ihrem Körper die notwendige Zeit zur Regeneration bieten (und natürlich alle Nährstoffe, die er braucht). Das Wort »Erholung« ist eigentlich missverständlich, denn der Körper ist währenddessen höchst aktiv, wie ja auch der »Nachbrenneffekt« zeigt. Stimmt die Balance zwischen Trainingsreizen und Erholung nicht, spricht man von Übertraining. Um im Bild zu bleiben: Sie kommen nicht mehr aus dem Keller; die Leistungsfähigkeit wird mit zunehmendem Training schlechter statt besser. Damit es nicht so weit kommt, werden wir uns später noch konkret damit beschäftigen, wie ein effektives Training aufgebaut sein muss.

Maschinen oder Hanteln?

Bevor Sie sich mit einem konkreten Trainingsplan beschäftigen können, müssen Sie sich jedoch zuerst darüber klar werden, mit welchen Geräten Sie trainieren wollen. Außer mit Maschinen und Hanteln kann man auch mit Therabändern den Körper rundherum kräftigen; hohe Bandstärken machen die Übungen sogar für Männer schwer genug. Als weitere Alternative ist der TRX®-Suspension-Trainer empfehlenswert, ein Seil- und Schlingensystem, das ein effektives Training mit dem eigenen Körpergewicht ermöglicht. Er kann an der Decke befestigt oder in den Türrahmen eingehakt werden, was auf Reisen sehr praktisch ist. Er ist ideal für alle, die nicht ins Studio wollen, zu Hause wenig Platz haben oder viel unterwegs sind. Doch die meisten wollen nur wissen: Sind Maschinen besser oder freie Gewichte?

Maschinen haben den Vorteil, dass man weniger falsch machen kann, weil die Bewegungen geführt werden. Dadurch werden Sie schneller höhere Gewichte auflegen können. Dennoch empfehle ich, von wenigen Ausnahmen abgesehen, das Training mit freien Gewichten, weil Sie damit Grundübungen trainieren können, bei denen in der Regel die Muskeln mehrerer Gelenke gleichzeitig angesprochen werden und zusätzlich viele kleine Hilfsmuskeln zur dreidimensionalen Stabilisierung im Raum gefordert sind. Ein Beispiel: Beim Bankdrücken wird nicht nur der Brustmuskel angeregt, sondern auch die Schultermuskulatur und der Armstrecker (Musculus trizeps). An der Butterflymaschine trainieren Sie dagegen wirklich ausschließlich den Brustmuskel. Das gilt zwar für das Training an der sogenannten Multipresse nicht – dabei werden Schultern und Arme ähnlich stark aktiviert wie mit freien Gewichten –, aber die für den Alltag so wichtige Bewegungskoordination fällt weg, weil der Ablauf durch die Maschine geführt wird. Außerdem werden beim freien Bankdrücken niemals zwei Wiederholungen völlig gleich ausgeführt, sodass die Belastung auf Sehnen und Bänder besser »verteilt« wird. An der Multipresse ist das anders. Die Schienenführung stellt sicher, dass der Bewegungsablauf bei jeder Wiederholung exakt gleich ist, sodass auch bei den Sehnen und Bändern immer genau die gleichen Abschnitte maximal belastet werden. Das erhöht deutlich die Gefahr von Überlastungssymptomen wie Sehnenansatzreizungen, gerade wenn hohe Trainingsgewichte verwendet werden.

Aus diesen Gründen sollten Grundübungen mit freien Gewichten immer die Basis Ihres Trainings ausmachen; das gilt für Anfänger ebenso wie für weit Fortgeschrittene. Isolationsübungen, die nur in einem Gelenk ausgeführt werden (ob an der Maschine oder mit freien Gewichten), sind in den meisten Fällen nur ein »Extra« für weit fortgeschrittene Kraftsportler – damit können Sie sich beschäftigen, wenn Sie schon seit fünf Jahren nach den Prinzipien dieses Buches trainieren und sich noch weiter entwickeln wollen. Dann mag ein neuer isolierter Reiz wie ein »Schock« für den Muskel wirken und deshalb durchaus sinnvoll sein. Aber: Anders als viele sich erhoffen, verändern spezielle isolierte Übungen nicht die Form eines Muskels, die ist genetisch festgelegt! Wenn zum Beispiel der Muskelbauch des Bizeps eher kurz und die Sehne zum Knochen dafür sehr lang ist, dann lässt sich das durch keine Übung der Welt verändern, auch nicht mit der raffiniertesten Trainingstechnik oder Bewegungsausführung. Viele Menschen wollen solche anatomischen Besonderheiten nicht akzeptieren, aber dagegen zu arbeiten ist pure Zeitverschwendung. Das ist, als würden Sie versuchen, durch Training 30 Zentimeter größer zu werden, um besser Basketball zu spielen. Vergessen Sie's. Konzentrieren Sie sich stattdessen auf das, was im Rahmen Ihrer genetischen Voraussetzungen möglich ist.

Isolationsübungen sind den Grundübungen nur unter ganz definierten Bedingungen überlegen, zum Beispiel zur Rehabilitation nach Verletzungen oder als gezielte Korrektur von muskulären Dysbalancen. Zu meiner Auswahl der »25 wichtigsten

Übungen« im folgenden Kapitel gehören deshalb auch mehrere Isolationsübungen für bestimmte, bei vielen Menschen vernachlässigte Bereiche des Schultergürtels – und sonst ausschließlich Grundübungen. Dadurch sind Sie weniger abhängig von riesigen und teuren Geräten (was es eher möglich macht, zu Hause zu trainieren), und Sie stärken bei fast jeder Übung auch die so wichtige stabilisierende Haltemuskulatur des Rumpfes. Dadurch entwickeln Sie Ihren Körper so, dass er auch in der »echten« Welt funktioniert, wo es schließlich auch keine von Maschinen geführten Bewegungen gibt. Der tollste Bizeps hilft Ihnen nicht, wenn Sie sich wegen einer schlappen Haltemuskulatur nicht lange genug nach oben strecken können, um eine Lampe an der Decke aufzuhängen.

Zirkel- und Kiesertraining mit Maschinen

In vielen Studios wird eine Form des Trainings angeboten, bei der man sechs bis zehn Maschinen nacheinander nutzt und damit die wichtigsten Muskelgruppen des Körpers aktiviert. Häufig hat man eine persönliche Speicherkarte, auf welcher der Trainingsstand registriert ist und mit der bei jeder Maschine automatisch der richtige Widerstand eingestellt wird. Eine optische Anzeige gibt den Rhythmus von Be- und Entlastung vor sowie die Pausenzeiten. Der Vorteil dieser Geräterunden, die meist nach der Herstellerfirma der Maschinen benannt sind (zum Beispiel »Milon-Kraft-Zirkel«) liegt darin, dass Sie dabei nichts falsch machen können, mit höchster zeitlicher Effizienz trainieren und genau wissen, wie viel Zeit Sie für Ihr Krafttraining benötigen.

Beim Kiesertraining führen Sie an jeder Maschine nur einen einzigen Satz aus, den aber bis zur völligen Erschöpfung. Mit sechs bis zehn Geräten trainieren Sie den gesamten Körper durch und dürfen auch hier mit geringem zeitlichem Aufwand ein recht gutes Ergebnis hinsichtlich Kraft- und auch Muskelmassezunahme erwarten.

Wenn Sie keine Lust haben, sich selbst mit einem effektiven Trainingsaufbau zu beschäftigen, sind Zirkel- und Kiesertraining auf jeden Fall empfehlenswert. Zumal die Alternative ja oftmals darin liegt, dass Sie entweder planlos mal hier, mal da ein paar Gewichte stemmen oder überhaupt kein Krafttraining machen. Möchten Sie allerdings mit einem immer noch überschaubaren Aufwand das Maximum rausholen – sei es bei Körperformung, Straffung, Fettabbau oder sportartspezifischen Leistungsverbesserungen –, dann lohnt es sich, mit den in diesem Buch dargestellten Prinzipien und Vorgaben ein individuelles Trainingsprogramm zu verfolgen.

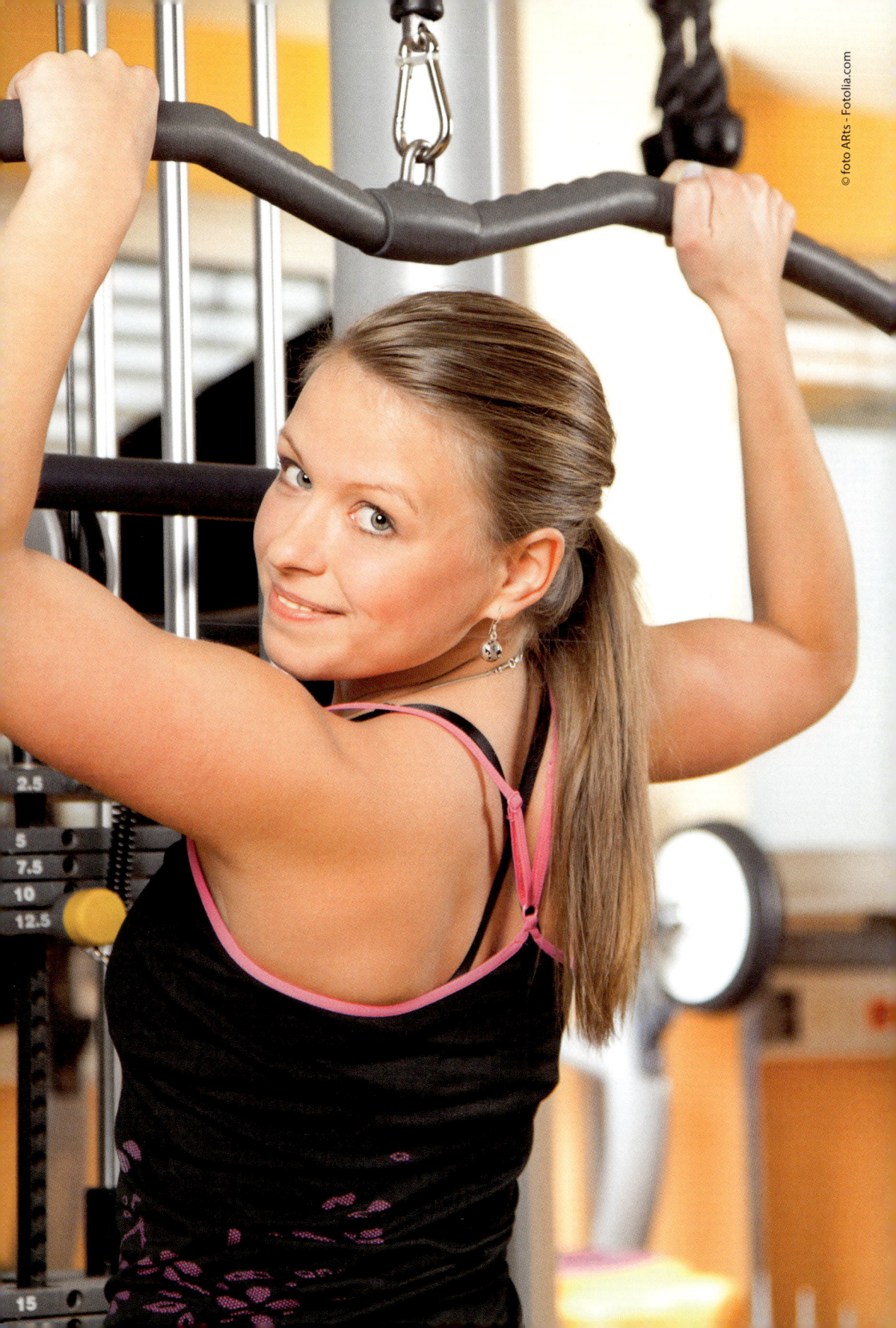

2.5
5
7.5
10
12.5

15

Kapitel 8

Die 25 wichtigsten Übungen

Das Wichtigste für Ungeduldige

Muskelübungen gibt es wie Sand am Meer, aber die meisten davon brauchen Sie gar nicht. Die folgenden 25 Übungen reichen, um Ihren ganzen Körper umfassend zu trainieren. Natürlich kann es nett sein, hin und wieder Abwechslung ins Training zu bringen, doch viele Sportler beschäftigen sich schon mit lauter Spezialübungen, bevor sie die wichtigsten Grundübungen wirklich beherrschen, geschweige denn ausgereizt haben. Wenn Sie neu mit dem Training beginnen, können Sie davon ausgehen, dass die vorgestellten 25 Übungen Sie mindestens fünf Jahre lang beschäftigen werden – selbst dann, wenn Sie sehr ambitioniert sind und große Muskelmassen aufbauen wollen.

In diesen fünf Jahren werden Sie lernen, die Bewegungsabläufe zunehmend genauer auszuführen und dadurch effektiver zu machen. Denn erst wenn Sie eine Übung wirklich korrekt ausführen können, ist es sinnvoll, mehr Gewicht aufzulegen. Korrekt heißt: Sie arbeiten niemals mit Schwung, sondern können das Gewicht langsam und kontrolliert führen – und zwar hin und zurück! Ein guter Rhythmus für die meisten Übungen besteht darin, sowohl dem Hin- als auch dem Rückweg jeweils zwei Sekunden zu geben. Atmen Sie bei der Belastung aus.

Übrigens: Sie brauchen hier gar nicht nach Bauchmuskelübungen zu suchen, es gibt keine – sie sind nämlich weitgehend überflüssig. Wenn Sie die 25 Grundübungen korrekt ausführen, dann aktivieren und stärken Sie nämlich immer auch die Rumpfmuskulatur. Mehr müssen Sie für eine gute Figur nicht machen, denn einen »Schwimmring« bekommen Sie auch mit noch so viel Sit-ups oder Crunches nicht weg. Das Gleiche gilt für das Training der Oberschenkelinnen- und -außenseiten. Es ist ein Mythos, dass der Körper das Fett über den arbeitenden Muskeln stärker abbauen würde als anderswo. Sie können das Fett an Ihren Beinen nicht an den Abduktoren- und Adduktorenmaschinen »wegtrainieren«, egal wie viele tausend Wiederholungen Sie machen.

Auch das »Sixpack« locken Sie nicht mit Bauchmuskelübungen hervor. Die berühmten Waschbrettrillen hat jeder, nur sehen kann man sie bei den meisten nicht. Sie zeichnen sich nämlich bei den meisten Menschen erst dann unter der Haut ab, wenn der Körperfettanteil unter zehn bis zwölf Prozent sinkt. Wenn das der Fall ist, kann man die Rillen natürlich stärker herausarbeiten – aber das ist ein Spezialwunsch für weit Fortgeschrittene, deshalb haben die entsprechenden Übungen im Grundprogramm nichts zu suchen. Das gilt auch für alle weiteren Gründe für ein spezielles Bauchmuskeltraining, zum Beispiel Rückenprobleme oder sich in einer anderen Sportart wie Thaiboxen oder Kunstturnen verbessern zu wollen. Bevor Sie mit dem gezielten Bauchmuskeltraining anfangen, sollten Sie sich immer über eines klar sein: Sie können die »Rillen« nie isoliert trainieren, sondern kräftigen zugleich immer auch die schräge Bauchmuskulatur. Und wenn sich diese dann entwickelt und hypertrophiert, wird die Taille breiter, was vor allem mit einer unveränderten Speckschicht darüber nicht wirklich besser aussieht als vorher – wollen Sie das wirklich?

Auch wenn Sie die meisten Übungen schon kennen, sollten Sie dieses Kapitel auf keinen Fall überspringen. Es ist gut möglich, dass auch Sie die typischen Fehler machen, die ich immer wieder selbst bei erfahrenen Kraftsportlern sehe. Viele dieser Fehler sabotieren Ihren Trainingserfolg und erhöhen zudem die Gefahr von Überlastungserscheinungen wie Sehnenansatzreizungen oder sogar Verletzungen.

Wenn Sie zusätzlich zu der Beschreibung sehen möchten, wie die Übungen korrekt ausgeführt werden, können Sie sich auf der Internetseite www.exrx.net kleine Demonstrationsvideos ansehen. Klicken Sie dafür unter dem Menü »ExRx Quick Links« den Punkt »Exercise & Muscle Directory« an und wählen Sie dann die entsprechende Übung aus. Oder scannen Sie einfach den QR-Code neben den Übungen im Buch mit Ihrem Smartphone.

1 Kurzhanteldrücken auf der Schrägbank
(engl.: Dumbbell Incline Bench Press)

Trainiert   Brust- und Schultermuskulatur sowie Armstrecker (Trizeps)

Ausführung   Auf die Schrägbank legen, der untere Rücken bleibt während der ganzen Übung am Polster. Kurzhanteln so fassen, dass Sie auf die Handrücken schauen können. Hanteln so weit herablassen, dass die Scheiben am untersten Punkt die Schultern berühren. Dann die Hanteln gerade nach oben führen, ohne dass diese sich treffen und wieder zurück.

Wichtig!   Den unteren Rücken nicht ins Hohlkreuz wölben (siehe Einschub).

Info   Wenn die Bank in einem Winkel von 45 Grad geneigt wird, werden Schulter- und Brustmuskulatur gleichmäßig belastet. Wenn Sie speziell die obere Partie der Brust stärker fordern wollen, sollten Sie die Lehne mit einem Winkel von 30 Grad etwas flacher einstellen. Je steiler die Bank, desto stärker wirkt die Übung auf Ihre Schultern (siehe Übung 6).

Die natürliche Krümmung des Rückens

Eine gesunde Wirbelsäule ist nicht gerade wie ein Stock, sondern ist geformt wie ein elegantes doppeltes »S«: Die Brustwirbelsäule und das Kreuzbein im Bereich des Beckens sind leicht nach außen gebogen (»Kyphose«); Hals- und Lendenwirbelsäule dagegen nach innen (»Lordose«). Wenn diese Krümmung im Bereich des unteren Rückens jedoch zu stark wird, spricht man von einem Hohlkreuz. Dabei kippt das Becken aus seiner physiologisch optimalen Stellung, sodass sich der Bauch nach vorn wölbt und das Gesäß nach hinten herausragt.

Zu dieser für die Lendenwirbel sehr belastenden Haltung kommt es oft, wenn Übungen nicht korrekt ausgeführt werden, weil es möglich ist »zu schummeln« und höhere Gewichte zu bewältigen, indem man zusätzliche Muskeln aktiviert. Achten Sie also bereits zu Beginn der Übung auf eine korrekte Haltung. Viele Menschen neigen schon ohne besondere Belastungen dazu, ins Hohlkreuz zu gehen und müssen erst ein Gespür dafür entwickeln, wie sich die physiologische Krümmung überhaupt anfühlt. Manchen hilft die Vorstellung, den unteren Rücken »lang« oder »gerade« werden zu lassen. Am besten probieren Sie Verschiedenes aus und lassen dabei einen erfahrenen Trainer beurteilen, welche der Korrekturen Ihnen hilft, die korrekte Haltung einzunehmen.

2 Langhanteldrücken auf der Flachbank
(engl.: Barbell Bench Press)

Trainiert   Brust- und Schultermuskulatur sowie Armstrecker (Trizeps)

Ausführung   Rücklings auf die Bank legen und die Langhantel so greifen, dass Sie Ihre Handrücken sehen können. Gewicht ablassen, bis die Langhantelstange das Brustbein berührt und dann von der Brust aus gerade nach oben stemmen. »Powerlifter«-Variante: Start- und Endpunkt der Bewegung liegen knapp unterhalb des Brustbeins, die Oberarme befinden sich in einem 45-Grad-Winkel zum Oberkörper. In dieser Ausführung werden Sie erfahrungsgemäß etwas mehr Gewicht stemmen können. Ferner werden der Deltamuskel Ihrer Schulter und der Armstrecker bei dieser Variante stärker gefordert.

Wichtig!   Wenn ein Arm stärker ist, wird diese Übung häufig »schief« ausgeführt und ausgerechnet der schwächere Arm weniger belastet. Dann lieber Kurzhanteln nehmen.

Info   Die Position der Hände ist dann optimal, wenn die Unterarme am tiefsten Punkt der Bewegung genau senkrecht sind und parallel zueinander. Je breiter Sie greifen, desto stärker wird zwar der Brustmuskel gefordert, aber es wächst auch der Druck auf die Schulterkapseln und damit die Gefahr von Überlastungsschäden. Sind die Hände enger beieinander als optimal, hilft der Trizeps deutlich mehr mit.

Die schwächere Seite stärken

Wenn Sie einen stärkeren und einen schwächeren Arm haben und Sie dieses Ungleichgewicht (Dysbalance) langfristig ausgleichen wollen, dann müssen Sie vermehrt mit Kurzhanteln trainieren. Sie beginnen die Übung mit dem schwächeren Arm und machen damit so viele Wiederholungen wie möglich. Mit dem anderen Arm machen Sie dann die gleiche Zahl an Wiederholungen mit dem gleichen Gewicht. Wenn Sie mit beiden Kurzhanteln gleichzeitig trainieren, dann stoppen Sie die Übung, wenn Ihr schwächerer Arm die Bewegung nicht mehr korrekt schafft. So bekommt der schwächere Arm einen höheren Trainingsreiz und holt den anderen langfristig ein – sowohl hinsichtlich der Kraft als auch in Bezug auf die Muskelmasse. Wenn Sie dagegen nur mit Maschinen oder Langhanteln trainieren, wird der stärkere Arm immer für den schwächeren mitarbeiten, sodass die Dysbalance bestehen bleibt. Langfristig kann das Überlastungsschäden und Verletzungen begünstigen. Für die Beine gilt das Gleiche. Hier kann ein isoliertes, einbeiniges Training beispielsweise an der Beinpresse oder bei der Übung »Ausfallschritte« helfen.

3 Latziehen breit zur Brust
(engl.: Cable Pulldown)

Trainiert   Breiten Rückenmuskel (Latissimus), großen Rundmuskel (Teres major), Armbeuger (Bizeps)

Ausführung   So auf die Bank setzen, dass das Gesicht zur Maschine zeigt. Stange breit fassen und eng am Kinn vorbei zum oberen Brustbein ziehen. Der untere Rücken bleibt in seiner physiologischen Krümmung, nicht ins Hohlkreuz fallen! Die Ellenbogen weichen nicht nach hinten aus, sondern bleiben unter den Handgelenken.

Wichtig!   Die Variation dieser Übung, die Stange hinter dem Kopf nach unten zu ziehen, bietet keinerlei Vorteile für den Trainingseffekt auf den Rücken, bringt die Schultergelenke aber in eine anatomisch ungünstige und deshalb belastende Position.

Info   Mit der Stellung Ihrer Hände steuern Sie, welche Teile der Muskulatur bei dieser Übung mehr angesprochen werden. Ein breiter Griff fordert neben dem Latissimus vor allem den Teres major, was diesen Bereich des Rückens vor allem oben breiter wirken lässt. Wenn die Hände enger beieinander sind, entwickelt sich der Latissimus über seine volle Länge. Für den engen Griff sollten Sie die dreieckig geformte Stange einklinken; sie erlaubt nicht nur eine angenehmere Handhaltung, sondern auch weniger Ausweichbewegungen der Ellenbogen. Weil bei dem engen Griff die Arme mehr mithelfen, können Sie meist etwas mehr Gewicht auflegen.

Extratipp   Sobald Sie kräftig genug dafür sind, ersetzen Sie die Übung durch Klimmzüge. Diese sind koordinativ anspruchsvoller und trainieren dadurch auch die kleinen stabilisierenden Muskeln, die wichtig für einen gesunden Rücken und eine gute Haltung sind. Sie testen Ihre Kraft, indem Sie Ihren Körper anfangs nicht nach oben ziehen, sondern nur langsam kontrolliert absenken. Wenn Sie das zehnmal schaffen, sind Sie bereit für den ersten »richtigen« Klimmzug. Alternativ können Sie die ersten Klimmzüge auch an der Maschine machen, die Ihnen mit einem mechanischen »Fahrstuhl« einen Teil Ihres Körpergewichts abnimmt.

4 Rudern
(engl.: Cable Straight Back Seated Row)

Trainiert	Breiten Rückenmuskel (Latissimus), Muskulatur zwischen den Schulterblättern (interscapuläre Muskulatur: Rhomboidei plus querverlaufenden Anteil des Kapuzenmuskels, Trapezius), Armbeuger (Bizeps)
Ausführung	Auf die Bank setzen, der untere Rücken ist gerade, die Beine sind leicht gebeugt. Während der Griff zum Bauch gezogen wird, ziehen Sie die Schulterblätter zusammen und lockern diese in der Vorwärtsbewegung bewusst wieder. Die Ellenbogen bleiben eng am Körper, die Unterarme parallel zum Boden.
Wichtig!	Oberkörper nicht nach vorne beugen, sondern den Rücken gerade und aufrecht halten. Nicht die Schultern zu den Ohren ziehen!
Info	Eine starke interscapuläre Muskulatur ist wichtig für eine stolze Haltung. Frauen sollten diese Übung (und vor allem auch die folgende!) keinesfalls auslassen, denn sie sorgt dafür, dass die Schulterblätter nicht wie gekappte »Engelsflügel« nach hinten raus stehen, sondern schön anliegen. Männer bewahrt die Übung davor, dass ihre Schultern von einer starken Brustmuskulatur in eine »Gorillahaltung« gezogen werden.

Machen Sie sich zum Affen?

Die »Gorillahaltung« ist gekennzeichnet durch nach vorne hängende Schultern, einen runden oberen Rücken und entsprechend nach innen rotierte Arme. Das sieht nicht nur wenig ansprechend aus, es ist auch noch eine häufige Ursache für diverse Beschwerden, zum Beispiel das sogenannte Impingementsyndrom, einer Reizung oder sogar Entzündung des Schleimbeutels unter dem Schulterdach sowie der Sehne des Supraspinatus, eines Schultergürtelmuskels. Zudem kann es zu schmerzhaften Muskelverspannungen und -verhärtungen im Nacken und im oberen Rücken kommen sowie zu Problemen in der Halswirbelsäule. Ob Sie sich auch »zum Affen machen« können Sie schnell selbst überprüfen: Stellen Sie sich mit nacktem Oberkörper seitlich neben einen Spiegel, stehen Sie entspannt und betrachten Sie Ihre Haltung. Befinden sich Ihre Arme vor dem Oberkörper? Zeigen Ihre Handflächen nach hinten? Sind Ihre Schultern nach vorn geneigt und Ihr oberer Rücken rund? Wenn Sie eine oder mehrere dieser Fragen mit »ja« beantworten, dann wissen Sie, dass Sie an Ihrer muskulären Balance arbeiten müssen! Machen Sie weniger Drückübungen und bauen Sie dafür mehr Übungen für den oberen Rücken in das Trainingsprogramm ein. Ganz wichtig ist außerdem das Training für die Außenrotatoren (Übungen 10 und 11).

5 Isolationsübung für die Interscapulärmuskulatur
(engl.: Dumbbell Lying Rear Delt Row)

Trainiert   Muskeln zwischen den Schulterblättern (interscapuläre Muskulatur: Rhomboidei plus querverlaufenden Anteil des Kapuzenmuskels, Trapezius)

Ausführung   Bäuchlings auf eine Bank legen. Idealerweise wäre die Bank ganz flach, aber weil die Arme lang runterhängen sollen, müssen Sie meist eine leichte Schräglage einstellen. Kurzhanteln so greifen, dass die Handrücken nach vorne zeigen, dann Ellenbogen ganz gerade auf der Höhe des Schultergelenks nach oben führen und dabei die Schulterblätter zusammenziehen.

Wichtig!   Nicht die Schultern zu den Ohren ziehen.

Info   Sie können diese Übung durch »Rudern breit an der Maschine« ersetzen. Durch die geführten Bewegungen erfordert sie weniger Koordination und ist deshalb leichter auszuführen.

6 Kurzhanteldrücken sitzend
(engl.: Dumbbell Shoulder Press)

Trainiert   Deltamuskel der Schulter (Deltoideus), vor allem vorderen und mittleren Anteil, Armstrecker (Trizeps)

Ausführung   Aufrecht sitzen und darauf achten, dass der untere Rücken am Polster anliegt. Dafür die Füße in einer Höhe von 30 bis 50 cm auf einer geeigneten Fläche vor der Bank abstützen. In der Ausgangsposition zeigen die Handflächen nach vorne und die inneren Scheiben der Hanteln berühren die Schultern. Dann die Hanteln gerade nach oben führen und wieder zurück.

Wichtig!   Nicht ins Hohlkreuz fallen, der untere Rücken bleibt während der ganzen Übung am Polster!

Info   Der hintere Teil des dreiköpfigen Deltamuskels wird mit dieser Übung nicht gefordert und braucht deshalb spezielle Übungen, damit sich die Schultermuskulatur gleichmäßig entwickelt und eine auch von der Seite gut aussehende Rundung des Muskels entsteht.

7 Kurzhantelseitheben
(engl.: Dumbbell Lateral Raise)

Trainiert Deltamuskel der Schulter (Deltoideus), vor allem mittleren Anteil

Ausführung Aufrecht stehen, unterer Rücken »lang« (also in seiner natürlichen Krümmung), Po angespannt, Schultern sind hinten und unten. Die Hände hängen locker neben den Hüften, Handflächen zeigen zum Körper. Von dort aus die Hanteln mit gestreckten Armen seitlich nach oben bewegen, etwa bis auf Schulterhöhe.

Wichtig! Die Arme bewegen sich nicht in der gleichen Ebene wie der Oberkörper, sondern etwas davor (etwa in einem Winkel von 30 Grad). So bewegen sich Ihre Oberarme genau in der Richtung, in welche die Schultergelenkspfanne zeigt, und damit arbeitet Ihre Schulter in der physiologisch günstigsten Position.

Info Nicht die Schultern hochziehen wie ein flügellahmer Albatros! Das würde den Kapuzenmuskel (Trapezius) mittrainieren, der sich wie ein Dreieck vom oberen Teil des Nackens zu den Schultern zieht. Dieser Muskel ist aber ohnehin bei den meisten Menschen zum Beispiel durch die Haltung bei der Schreibtischarbeit und beim Autofahren schon stark belastet oder sogar schmerzhaft verspannt. Hier wäre ein zusätzliches Training sicher kontraproduktiv. Außerdem sieht die Schulterlinie weniger gut aus, wenn sich der Trapezius wie Segel zwischen Ohren und Schultern aufspannt. Frauen mögen das sowieso nicht und auch bei Männern sieht es nicht unbedingt gut aus, unter anderem, weil dadurch die Schultern schmaler wirken, als sie tatsächlich sind.

8 Seitheben vorgebeugt
(engl.: Dumbbell Lying Rear Lateral Raise)

Trainiert   Deltamuskel der Schulter, hinteren Anteil (Deltoideus pars spinalis) isoliert

Ausführung   In Bauchlage auf eine leicht schräg gestellte Bank legen. Die Arme hängen an der Seite herunter, die Handinnenflächen zeigen zum Körper. Nun die Arme gestreckt seitlich nach oben führen bis fast in die Waagerechte, dabei bilden Schulter, Ellenbogen und Handgelenk eine Linie.

Wichtig!   Die Bewegung kommt nur aus der Schulter; die Schulterblätter bleiben am Rumpf fixiert.

Info   Der hintere Deltamuskel ist bei den meisten Menschen deutlich schwächer als der Rest der Schultermuskulatur. Um die Übung wirklich sauber ausführen zu können, dürfen Sie sich daher nicht zu viel Gewicht aufladen.

9 Seitheben einarmig seitlich liegend
(engl.: Dumbbell Lying Rear Delt Raise)

Trainiert   Deltamuskel der Schulter, hinteren Anteil (Deltoideus pars spinalis) isoliert

Ausführung   Seitlich so auf eine flache Bank legen, dass die Achselhöhle sich genau am oberen Rand befindet. Mit dem Arm am Boden abstützen. Die Beine leicht anwinkeln, sodass die Hüfte stabil ist. Der Oberkörper und damit auch der Schultergürtel sind dadurch genau im 90-Grad-Winkel zum Boden ausgerichtet. Der obere Arm hängt lang vor dem Körper und wird nun gestreckt in die Waagerechte bewegt. Den Arm dabei bewusst lang manchen; stellen Sie sich vor, Sie wollten jemanden am Kinn treffen, der knapp außerhalb Ihrer Reichweite sitzt.

Wichtig!   Führen Sie die Übung trotz dieser Vorstellung nicht mit Schwung aus, sondern arbeiten Sie lieber noch langsamer und kontrollierter, als Sie es sonst schon tun.

Info   Das ist *die* Übung für Menschen, die viel mit den Armen vor dem Körper arbeiten – also schon mal alle mit einem Schreibtischjob! Sie ist sehr schwer (nehmen Sie also nicht gleich zu viel Gewicht), aber auch super effektiv.

10 Außenrotation mit der Kurzhantel seitlich liegend
(engl.: Dumbbell Lying Shoulder External Rotation)

© ExRx.net, LLC

Trainiert   Außenrotatoren (mehrere kleinere Muskeln auf den Schulterblättern, genauer Infraspinatus, Teres minor, Deltoideus pars spinalis)

Ausführung   Gleiche Körperhaltung wie in Übung 9 – mit dem Unterschied, dass der Ellenbogen in Höhe der Taille am Körper fixiert wird. Die Hand liegt vor dem Bauch und wird dann nach oben geführt; wenn Sie können bis fast in die Vertikale.

Wichtig!   Bei dieser Übung viele Wiederholungen machen und nur ein sehr leichtes Gewicht nehmen. Ich selbst mache die Übung seit vielen Jahren und arbeite trotzdem gerade mal mit drei Kilo.

Info   Die Außenrotatoren sind eine chronisch vernachlässigte Muskelgruppe, aber äußerst wichtig für die Gesundheit der Schultern und eine aufrechte Haltung. Sind sie zu schwach, wirkt man schnell schlaff oder sogar ängstlich. Durch das forcierte Training der Brustmuskulatur kann sich zudem eine unschöne »Gorillahaltung« entwickeln, wenn Sie nicht auch die Außenrotatoren stärken. Außerdem sind schwache Außenrotatoren bei parallel starker Brust- und Latissimusmuskulatur oft der Auslösen für hartnäckige Schulterbeschwerden (Impingementsyndrom, siehe Einschub bei Übung 4).

11 Außenrotation mit der Kurzhantel sitzend
(engl.: Dumbbell Seated Shoulder External Rotation)

© ExRx.net, LLC

Trainiert   Außenrotatoren (mehrere kleinere Muskeln auf den Schulterblättern, genauer Infraspinatus, Teres minor, Deltoideus pars spinalis)

Ausführung   Sitzend mit angewinkelt aufgestelltem Bein, das Knie leicht nach außen rotiert. Ellenbogen innen ans Knie legen, und die gleiche Bewegung ausführen wie in Übung 10.

Wichtig!   Der Handrücken zeigt nach oben.

Info   Bei dieser Übung darf das Gewicht ein bisschen schwerer sein als bei Übung 10. Ich selbst mache 15 Wiederholungen mit einer 5-Kilo-Hantel.

12 Armcurl mit Kurzhanteln
(engl.: Dumbbell Incline Curl)

Trainiert Armbeuger (Bizeps)

Ausführung Auf eine Bank setzen, die Rückenlehne ist etwa 75 Grad geneigt. Hände seitlich hängen lassen, die Handflächen zeigen zum Körper. Hanteln zur Schulter heben und dabei die Handflächen nach oben drehen, sobald Sie die Gewichte am Oberschenkel vorbeigeführt haben. Wieder senken. Sie können bei dieser Übung entweder beide Arme gleichzeitig beugen und wieder strecken oder abwechselnd jeweils eine Wiederholung links und eine rechts machen.

Wichtig! Langsam und kontrolliert arbeiten, nicht mit Schwung!

Info Durch die kombinierte Beuge- und Drehbewegung im Ellenbogengelenk nutzen Sie bei dieser Variante beide anatomischen Funktionen des Bizeps gleichzeitig aus. Je stärker Sie zudem die Lehne aus der aufrechten Position neigen (weiter als 45 Grad sollte es aber nicht sein), desto deutlicher befinden sich die Oberarme während der Übung hinter dem Oberkörper. Das beansprucht den äußeren, langen Kopf des zweiköpfigen Armbeugers (Bizeps) stärker.

13 Armcurl mit Langhantel
(engl.: Barbell Curl)

Trainiert Armbeuger (Bizeps)

Ausführung Die Langhantel so fassen, dass die Arme durchgestreckt sind und die Handflächen nach vorne zeigen. Hantel im Stehen durch Beugung im Ellenbogengelenk von den Hüften zu den Schultern heben und wieder absenken. Die Schulterblätter werden zu Beginn der Übung nach hinten zusammen und nach unten gezogen und bleiben während der gesamten Übungsausführung so fixiert. Die Ellenbogen bleiben am Rumpf.

Wichtig! Der Oberkörper bleibt völlig ruhig! Wenn Sie dazu neigen, mit der Rumpfmuskulatur »mitzuhelfen«, sollten Sie sich zur Kontrolle mit dem Rücken an eine Wand lehnen.

Info Angenehmer für die Handgelenke als eine gerade Langhantel ist die wellenförmig gebogene SZ-Stange.

14 Langhantel-Scott-Curl
(engl.: Barbell Preacher Curl)

© ExRx.net, LLC

Trainiert Armbeuger (Bizeps)

Ausführung Auf die Hantelbank mit dem schräggestellten Polster setzen (»Scott-bank«) und die Arme mit der Langhantel in den Händen (Handflä-chen nach oben) auf das Polster legen. Gewicht zu den Schultern führen und wieder absenken.

Wichtig! Die Arme sind auch in der Startposition leicht gebeugt.

Info Dadurch, dass sich Ihre Oberarme bei dieser Variante vor dem Körper befinden, wird der innere Kopf des Bizeps stärker gefordert.

15 Trizepsdrücken mit dem Seil
(engl.: Cable Pushdown with Rope Attachment)

© ExRx.net, LLC

Trainiert Armstrecker (Trizeps)

Ausführung Aufrecht stehen, Seile fassen, im Ellenbogengelenk komplett durch-strecken. Am untersten Punkt der Bewegung die Handgelenke leicht nach außen bewegen (Handflächen zeigen nach unten), um die Kon-traktion zu intensivieren. Die Ellenbogen bleiben dabei stets nah am Körper.

Wichtig! Achten Sie darauf, dass Sie Ihre Hände auf dem »Rückweg« nicht vor dem Körper zusammenbringen; sie bleiben die ganze Zeit auf Abstand zueinander, was die Wirkung auf die Armstrecker intensiviert.

Info Sie erreichen erfahrungsgemäß eine noch bessere Muskelkontrak-tion, wenn Sie am untersten Punkt der Bewegung den Schultergürtel aktiv senken, also die Schulterblätter nach unten ziehen.

© ExRx.net, LLC

16 Trizepsdrücken im Liegen
(engl.: Barbell Lying Triceps Extension, »French Press«, »Nosebreaker« oder »Skullcrusher«)

Trainiert   Armstrecker (Trizeps)

Ausführung   Rücklings auf eine flache Bank legen, Langhantel so fassen, dass Sie auf den Handrücken schauen. Dann nach oben komplett durchstrecken und dabei die Oberarme nicht völlig vertikal halten, sondern etwas zum Kopf geneigt. Hantel zum Haaransatz senken, dabei die Ellenbogen nicht zur Seite abspreizen. Die Handgelenke bleiben gerade oder allenfalls leicht nach vorne abgeknickt.

Wichtig!   Nehmen Sie nicht mehr Gewicht als Sie wirklich kontrolliert absenken können; die Übung hat nicht umsonst die Spitznamen »Nasenbrecher« und »Schädelzertrümmerer«.

Info   Der Bewegungsablauf belastet auch bei korrekter Ausführung den Ansatz der Trizepssehne recht stark, deshalb sollten Sie die Übung nicht machen, wenn Sie in diesem Bereich Beschwerden haben.

© ExRx.net, LLC

17 Trizepsdrücken aus dem Sitzen
(engl.: Bench Dip)

Trainiert   Armstrecker (Trizeps)

Ausführung   Auf eine Bank setzen und Hände so auflegen, dass Ihre Finger nach vorne zeigen und den Rand umfassen. Beine lang lassen und Fersen auf einer quer vor Ihnen stehenden Bank aufsetzen. Die Fußspitzen sind angezogen. Dann Ihr Gesäß durch das Beugen der Ellenbogen kontrolliert zum Boden absenken und dann aus den Ellenbogengelenken wieder hochstrecken. Die Ellenbogen bleiben dabei nahe am Körper.

Wichtig!   Beim Hochkommen nicht mit an die Ohren gezogenen Schultern enden, sondern sich ganz hochdrücken und den Schultergürtel dabei absenken.

Info   Wenn Sie die Übung einfacher machen wollen, können Sie anfangs die Beine auf dem Boden aufsetzen. Soll es dagegen anspruchsvoller werden, lassen Sie sich von einem Trainingspartner eine Gewichtsscheibe auf die Oberschenkel legen.

18 Kniebeuge, klassisch
(engl.: Barbell Squat)

© ExRx.net, LLC

Trainiert　Vordere und hintere Oberschenkel-, Gesäß- und rumpfstabilisierende Muskulatur (unter anderem Rückenstrecker)

Ausführung　Hüftbreit stehen, Langhantelstange so auf den Schultern platzieren, dass sie auf dem Trapezius aufliegt (bei engerem Griff spannt sich dieser an, was sich für viele wie ein angenehmes »Polster« anfühlt). Mit geradem Rücken in die Knie gehen, und zwar so tief, wie Sie das Becken stabil und die Fersen auf dem Boden halten können.

Wichtig!　Nicht die Knie nach innen ausweichen lassen, sie bleiben während der gesamten Übungsausführung über den Füßen.

Info　Bei vielen Menschen ist der Schollenmuskel (Soleus) der Wade verkürzt (bei Frauen liegt es oft am häufigen Tragen hochhackiger Schuhe) – das begrenzt den Umfang dieser Übung. Machen Sie aber nicht den verbreiteten Fehler, sich Hantelscheiben unter die Fersen zu legen, das tut Ihren Knien langfristig nicht gut! Stattdessen sollten Sie diesen Muskel lieber jeden Tag ein wenig dehnen. Er wird mit Übungen angesprochen, bei denen das zu stretchende Bein im Kniegelenk gebeugt ist. Wer die hintere Beinseite mit durchgestreckten Knien stretcht, erreicht stattdessen den darüber liegenden Zwillingswadenmuskel, auch »zweiköpfiger Wadenmuskel« oder Gastrocnemius genannt.

Es spricht bei gesunden Knien aber überhaupt nichts dagegen, den vollen Bewegungsumfang bei der Kniebeuge auszunutzen und (mit der sauberen Technik!) so weit hinunterzugehen, dass die Oberschenkel am untersten Punkt der Bewegung mindestens parallel zum Boden sind oder sogar darunter.

Je tiefer Sie gehen, desto weniger Gewicht werden Sie allerdings bewältigen können (das verringert ja auch die Belastung für die Kniegelenke). Falls Sie von einem überschlauen Trainingstheoretiker ermahnt werden, dass man das Kniegelenk ja nur bis 90 Grad beugen »darf«, dann fragen Sie ihn, wie man im Alltag eine Treppe hinabgehen oder aus dem Auto aussteigen soll, ohne über die 90-Grad-Beugung im Kniegelenk hinauszugehen. Außerdem können Sie ihn darauf hinweisen, dass Sie ja auch gerade mit dem Ziel trainieren, den Körper für den Alltag belastbarer zu machen – was mit solch fragwürdigen Vorgaben wohl kaum eintreten würde.

[Beine, unterer Rücken und Gesäß]

© ExRx.net, LLC

19 Frontkniebeuge
(engl.: Front Squat)

Trainiert Gleiche Muskulatur wie klassische Kniebeuge, die vorderen Oberschenkel jedoch etwas stärker, die hintere Oberschenkel- und Gesäßmuskulatur dafür etwas weniger

Ausführung Variation zur klassischen Kniebeuge, bei der die Hantelstange vor dem Körper gehalten wird. Dabei greifen die Hände über Kreuz und die Handflächen zeigen zum Boden, weil die Ellenbogen nicht am Körper anliegen, sondern in der Waagerechten hochgehalten werden.

Wichtig! Die Stange wird nicht auf dem Knochen platziert, sondern etwas davor auf den Deltamuskeln und zwar dort, wo sie jeweils eine fühlbare »Rinne« bilden.

Info Diese Variante erfordert weniger Arbeit des Rückenstreckers, um die Wirbelsäule zu stabilisieren. Da die starke Gesäßmuskulatur aber auch weniger zum Einsatz kommt, schaffen Sie deutlich weniger Gewicht als bei der klassischen Kniebeuge.

© ExRx.net, LLC

20 Ausfallschritte
(engl.: Lunges)

Trainiert Vordere und hintere Oberschenkel- sowie Gesäßmuskulatur

Ausführung Kurzhanteln in die Hände nehmen und locker neben den Hüften hängen lassen. Ausfallschritt machen und dabei das vordere Knie nicht deutlich weiter nach vorne bringen als die Fußspitze reicht (zwischen Ober- und Unterschenkel entsteht so ein Winkel von maximal 130 Grad). Das hintere Knie so weit absenken wie möglich.

Wichtig! Der Rücken bleibt gerade und aufrecht.

Info Die Übung ist koordinativ sehr anspruchsvoll, führen Sie sie daher besonders langsam und konzentriert aus. Noch mehr Gleichgewichtssinn und Balancevermögen erfordert die Variante mit der Langhantel auf dem Rücken wie bei der klassischen Kniebeuge.

21 Beinstrecken
(engl.: Leg Extension)

Trainiert   Vordere Oberschenkelmuskulatur, genauer den vierköpfigen Oberschenkelstrecker (Quadrizeps), im letzten Abschnitt der Streckbewegung insbesondere dessen vorderen, inneren Anteil (Vastus medialis).

Ausführung   Sitz und Lehne der Maschine so einstellen, dass die Kniegelenke sich in der Drehachse des Beinhebels der Maschine befinden (zur Kontrolle: falls das Polster während der Bewegungsausführung am Schienbein entlang »wandert«, ist das nicht der Fall). Fußspitzen anziehen. Beine strecken, eine Sekunde in der obersten Streckposition halten und dann wieder zurück in die Beugung gehen und zwar so weit, wie Sie mit Ihren Füßen nach hinten kommen.

Wichtig!   Die Bewegung erfolgt langsam und ohne Schwung, insbesondere die letzten Zentimeter bis zur vollen Streckung.

Info   Der vordere innere Anteil des Quadrizeps ist bei vielen Menschen zu schwach entwickelt, was langfristig zu Kniebeschwerden führen kann, speziell zu einer beschleunigten Abnutzung des Knorpels an der Kniescheibenrückseite.

22 Beincurl
(engl.: Leg Curl)

Trainiert Hintere Oberschenkelmuskulatur (in ihrer Funktion als Kniegelenks-beuger)

Ausführung *Liegende Variante:* Bäuchlings auf die Bank der Maschine legen, sodass Ihre Knie hüftbreit auseinander sind. Das Fußpolster liegt auf der Höhe der Achillessehnen. Nun die Füße durch das Beugen der Kniegelenke langsam und kontrolliert nach oben führen. Die Fußspitzen sind weggestreckt, andernfalls arbeitet der Zwillingswadenmuskel (Gastrocnemius) mit und »entlastet« die hintere Oberschenkelmuskulatur, nimmt also einen Teil des erwünschten Trainingseffektes weg.

Sitzende Variante: Ebenfalls auf weggestreckte Fußspitzen achten. Diese Übung ist besonders effektiv, weil Sie während der gesamten Übung im Hüftgelenk gebeugt sind und dadurch die hintere Oberschenkelmuskulatur aus dieser vorgedehnten Position besonders stark kontrahieren kann. Sie verstärken diesen Effekt noch, wenn Sie sich vorlehnen.

Wichtig! Nicht mit Schwung arbeiten und nicht mit der Gesäßmuskulatur mithelfen (erkennbar daran, dass Sie ins Hohlkreuz gehen oder bei der liegenden Variante der Po »abhebt«).

Info Die sitzende Variante ist noch etwas effektiver als die liegende.

23 Kreuzheben, gestreckte Beine, gerader Rücken
(engl.: Barbell Straight-back Straight-leg Deadlift)

© ExRx.net, LLC

Trainiert   Hintere Oberschenkelmuskulatur (in ihrer Funktion als Hüftstrecker), Gesäßmuskulatur

Ausführung   Hüftbreit hinstellen, die Knie sind leicht gebeugt, aber trotzdem fixiert. Die Bewegung findet nur im Hüftgelenk statt. Langhantel so fassen, dass Ihre Handrücken nach vorne zeigen, und mit geradem Rücken vor dem Körper absenken. Das Gesäß streckt sich dabei nach hinten. Dann wieder aufrichten und am obersten Punkt der Bewegung die Schulterblätter nach hinten und unten ziehen.

Wichtig!   Gehen Sie nur so weit runter, wie Sie den Rücken gerade halten können.

Info   Wenn Sie einen schwachen unteren Rücken haben, werden Sie die Übung anfangs beenden müssen, obwohl die Oberschenkelmuskulatur noch Power gehabt hätte. Doch schon bald wird sich der Rücken kräftigen.

24 Wadenheben an der Beinpresse
(engl.: Lever 45° Calf Press, plate loaded)

© ExRx.net, LLC

Trainiert   Zwillingswadenmuskel (Gastrocnemius) und Schollenmuskel (Soleus)

Ausführung   Füße mit dem Ballen hüftbreit auf die Platte aufsetzen. In der Ausgangsposition die Zehen maximal weit zum Körper kommen lassen, sodass die Wadenmuskulatur voll gedehnt ist. Die Beine bleiben während der gesamten Übungsausführung leicht gebeugt und so fixiert. Dann mit Druck über das Großzehengrundgelenk die Fußballen nach vorne wegdrücken, als würden Sie »auf Zehenspitzen« gehen wollen und dann die Fußspitzen wieder zum Körper kommen lassen.

Wichtig!   Nicht mit den Knien x-beinig ausweichen.

Info   Anstelle dieser Übung können Sie die Fersen auch über eine Treppenstufe absenken und dann wieder heben. Beide Übungen sollten Sie lieber nicht machen, wenn Sie als Frau lieber schlanke Waden haben oder behalten möchten.

[Beine, unterer Rücken und Gesäß]

25 Hüftstrecken auf der Bank
(engl.: Hip Thrust)

Trainiert   Großen Gesäßmuskel (Glutaeus maximus) isoliert

Ausführung   Mit dem Schultergürtel quer auf eine Bank legen, die ausgebreiteten Arme sorgen für Stabilität. Ihre Füße stehen auf dem Boden, die Knie sind hüftbreit auseinander. Ober- und Unterschenkel bilden nahezu einen rechten Winkel. Gesäß absenken, mit geradem Rücken (kein Hohlkreuz!), wieder hochstemmen, bis das Hüftgelenk sogar leicht in der Überstreckung ist. Am Schluss zusätzlich die Pobacken zusammenkneifen und versuchen, Ihr Becken so zu kippen, dass das Schambein in Richtung Brustbein kommt.

Wichtig!   Sie können die Übung auch am Boden ausführen, das ist koordinativ etwas einfacher. Wenn Sie es dagegen anspruchsvoller machen wollen, können Sie sich ein Gewicht oder eine Langhantel in den Schoß legen.

Info   Diese Übung ist ungeheuer effektiv; sie beansprucht die Gesäßmuskulatur noch stärker als die Kniebeuge oder das Kreuzheben. Sie ist ein Muss für Sportler, die explosive Kraft aus dem Gesäßmuskel brauchen, wie zum Beispiel Sprinter, und natürlich für alle, die sich einen »Knackarsch« wünschen.

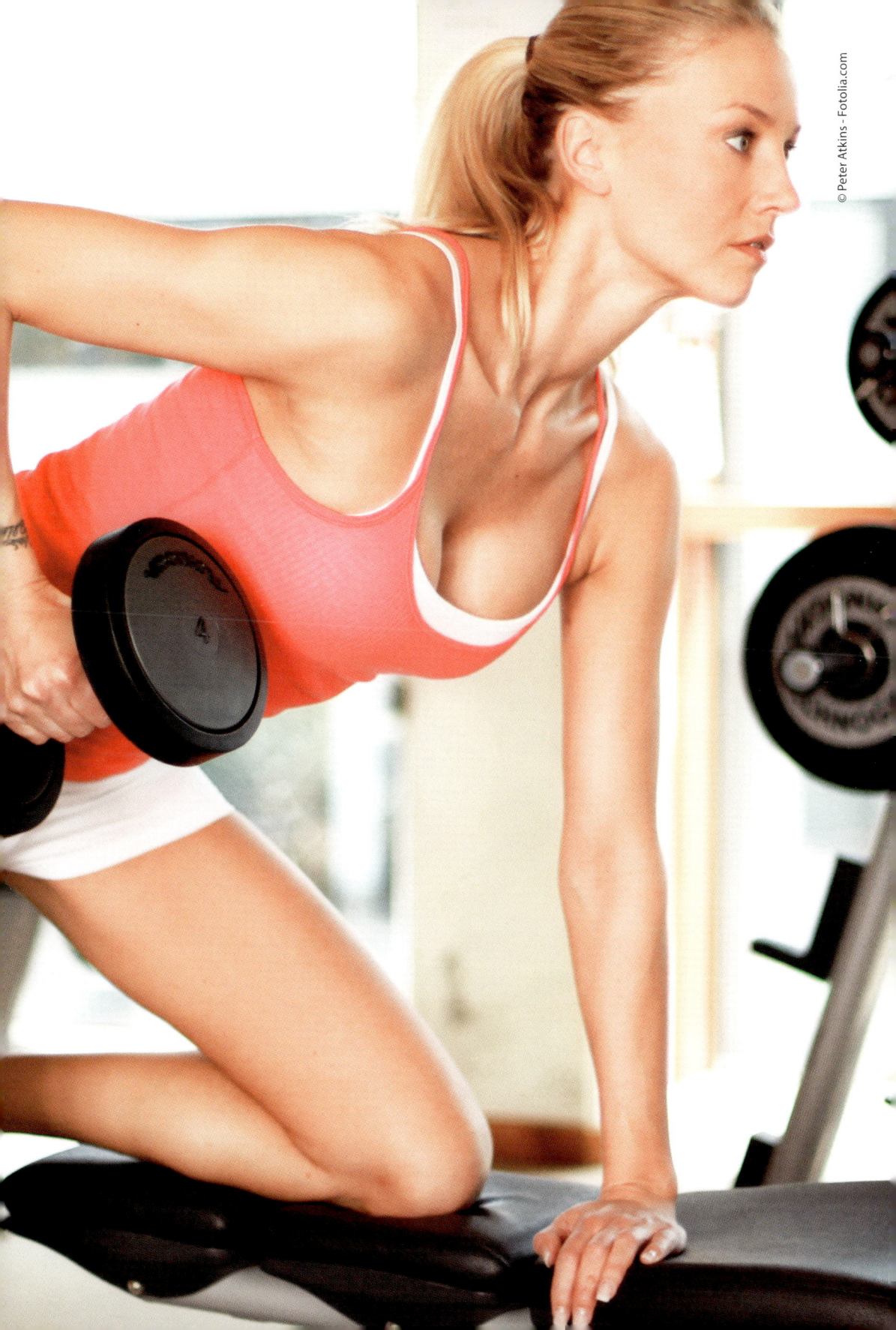

[Kapitel 9]
Die fünf Bausteine eines effektiven Trainings

Das Wichtigste für Ungeduldige

Die 25 wichtigsten Übungen können Sie auf verschiedene Weise einsetzen – je nachdem, was Sie erreichen wollen. Mit lediglich fünf Bausteinen (und der passenden Ernährung) können Sie sich das für Sie richtige Trainingsprogramm maßschneidern. Über die Details werden Sie in Teil 3 mehr erfahren, hier soll es zunächst um die allgemeinen Prinzipien gehen.

Welche Ziele Sie auch immer verfolgen: Als Einsteiger sollten Sie erst einmal mit leichteren Gewichten und 15 bis 20 Wiederholungen die richtige Technik der verschiedenen Übungen lernen. Nach vier bis sechs Wochen können Sie dann die Gewichte so weit erhöhen, dass pro Satz nur noch 10 bis 15 Wiederholungen möglich sind. Trainieren Sie vier bis sechs Wochen lang mindestens zweimal pro Woche jeweils zwei Sätze von sechs bis acht Übungen, mit denen der ganze Körper gefordert wird (siehe Tabelle). Wenn Sie noch etwas schnellere Fortschritte machen wollen, sollten Sie dreimal pro Woche Krafttraining machen. Später besteht die nächste Stufe darin, auch die Zahl der Sätze pro Übung auf drei zu erhöhen. Bei diesem 3 × 3-Schema können die meisten Sportler längere Zeit bleiben und werden stetig Fortschritte erzielen. Das setzt natürlich eine progressive Belastungssteigerung, also zunehmend schwerere Trainingsgewichte, voraus.

Zu welcher Tageszeit Sie trainieren, spielt keine entscheidende Rolle. Der Körper passt sich an, wenn man sich für einen bestimmten Rhythmus entschieden hat und dabei bleibt. Schwieriger wird es, wenn man dauernd wechselt. Falls Sie gelegentlich zu einer Zeit trainieren wollen, die für Sie nicht optimal ist, müssen Sie damit rechnen, dass Sie nicht ganz so viel Power haben und möglicherweise etwa fünf Prozent weniger Gewicht bewältigen können als zu Ihrer »Primetime«.

Falls Ihr Ziel darin besteht, Muskelmasse aufzubauen, können Sie nach den beschriebenen zwei Eingewöhnungsphasen von jeweils vier bis sechs Wochen ins »echte« Hypertrophietraining einsteigen (Näheres dort) und das Gewicht so weit erhöhen, dass Sie damit nur noch sechs bis acht Wiederholungen schaffen. Wenn Ihre Muskeln dagegen »nur« straffer und kräftiger, aber nicht dicker werden sollen, bleiben Sie noch eine Weile weiter bei den Gewichten, die zehn bis zwölf Wiederholungen erlauben. Denn mit dem Maximalkrafttraining sollten Sie frühestens nach drei Monaten beginnen. Wenn Sie zu den Menschen gehören, die sich schwer damit tun, neue Bewegungsabläufe zu lernen, sollten Sie sich sogar bis zu sechs Monate Zeit geben.

Krafttrainingsschema für die ersten Monate

Training	alle Ziele Einsteiger	alle Ziele Einsteiger frühestens ab Woche 5	Muskel-aufbau frühestens ab Woche 9	Straffung frühestens ab Woche 13
pro Woche	2–3-mal	2–3-mal	2–3-mal	2–3-mal
Sätze pro Übung	2	2–3	3–5	3–5
Wieder-holungen	15–20	10–12	6–8	3–5

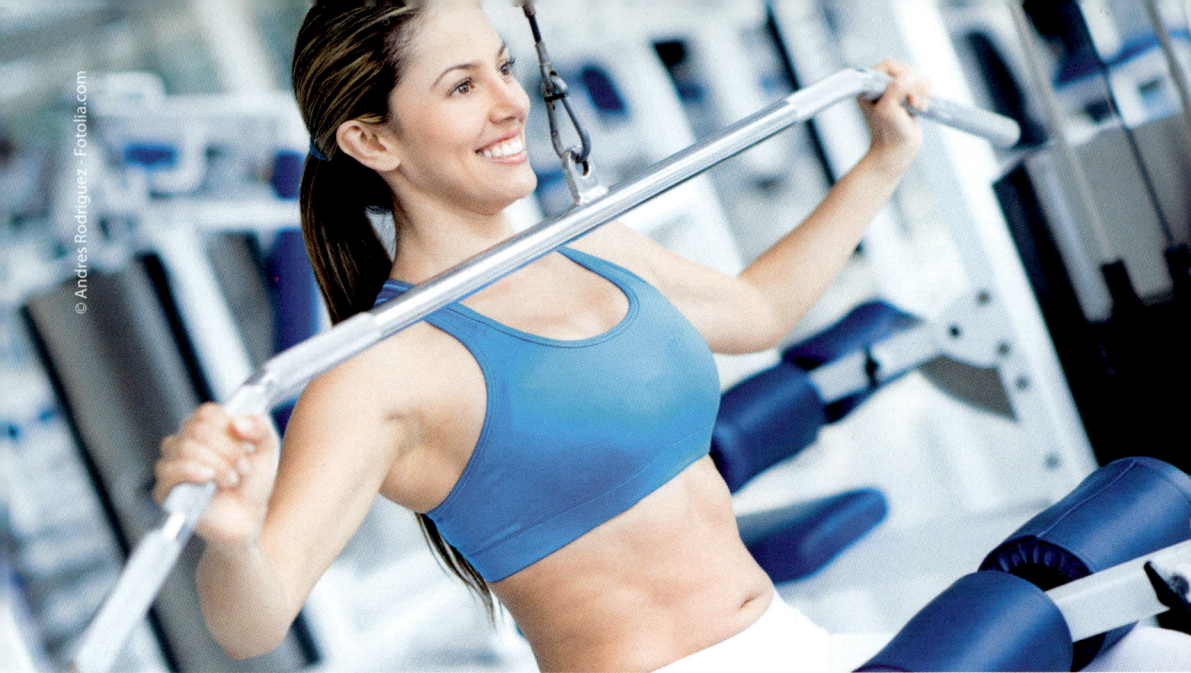

[Baustein 1]
Maximalkrafttraining – Muskeln straffen und kräftigen

Typisches Trainingsschema:
3–5 Wiederholungen, 3–5 Sätze mit jeweils 2–3 Minuten Pause

Bei dieser Form des Trainings wählen Sie das Gewicht so, dass Sie mit technisch korrekter Ausführung drei bis fünf Wiederholungen schaffen können. Theoretisch sollte noch eine (aber wirklich nur eine!) Wiederholung mehr drin sein, doch die sparen Sie sich. Diese auch noch durchzuführen, würde das Nervensystem übermäßig ermüden lassen, sodass Sie im folgenden Satz zu schlapp wären und bis zum nächsten Training auch deutlich länger regenerieren müssten. Machen Sie drei Sätze und dazwischen jeweils eine Pause von zwei bis drei Minuten.

Dreimal pro Woche zu trainieren mit jeweils drei Sätzen pro Übung wird Ihnen nach einiger Zeit die gewünschten Resultate liefern. Sollten Sie bei Ihrem »Straffungstraining« für nur zwei wöchentliche Trainingseinheiten entscheiden, dann dürfen Sie bis zu fünf Sätze pro Übung machen. Allerdings sollten Sie das Wochenpensum von zehn Sätzen pro Übung beziehungsweise pro Muskelgruppe nicht überschreiten. Auch in diesem Fall würde größerer Trainingseifer eher dazu führen, dass Sie die Grenzen Ihrer Regenerationskapazität ausloten als dass Sie echte Fortschritte machen.

Frauen machen um das Maximalkrafttraining meist einen weiten Bogen, weil sie Angst vor unschönen Muskelbergen haben. Dabei ist das Training nach diesem Prinzip ideal dafür, die Kraft der Muskeln zu entwickeln, *ohne* Masse aufzubauen! Der Grund: Normalerweise sprechen nur etwa die Hälfte der Muskelfasern gleichzeitig auf einen eingehenden Nervenimpuls an. Der Reiz, der durch die hohen Gewichte auf das System ausgeübt wird, verbessert die Kommunikation zwischen Nerven und Muskelfasern, sodass schließlich bis zu 90 Prozent der Fasern synchron kontrahieren, wenn ein Signal eingeht. Bei gleichem Querschnitt entfaltet der Muskel also deutlich mehr Kraft als vorher.

Außerdem bringt diese Form des Trainings die Muskeln in eine höhere Grundspannung, die den Körper straff aussehen lässt und ein Gefühl von sprungbereiter Kraft mit sich bringt. Man bekommt also keineswegs die bullige und unbeweglich wirkende Figur von jemandem, der »vor Kraft kaum gehen kann«, ganz im Gegenteil. Das Körpergefühl und Aussehen, das man sich mit Maximalkrafttraining erarbeitet, entspricht eher dem eines Tigers: geballte Kraft in einem agilen Körper. Denken Sie an Sprinterinnen – sie repräsentieren das Bild einer straffen, knackigen Figur mit festen Oberschenkeln und kraftvoller Muskulatur, die immer bereit ist, »Power« zu geben.

Diese Form des Trainings ist jedoch nichts für Anfänger! Bevor Sie diesen Weg gehen dürfen, muss bei jeder Übung zuerst die Technik hundertprozentig sitzen. Außerdem sollten Sie sich nicht einreden lassen, es wäre noch effektiver, das Maximalkrafttraining ins Extrem zu treiben und das Gewicht so hoch zu wählen, dass Sie nur noch zwei Wiederholungen schaffen oder sogar nur eine. Denn das erhöht deutlich die Verletzungsgefahr – unnötigerweise, wie ich finde. Es geht schließlich nicht darum auszuloten, wie viel Ihre Gelenke und Sehnen aushalten können, sondern darum, schön geformte, kräftige Muskeln zu entwickeln!

[Baustein 2]
Hypertrophietraining – Muskelmasse aufbauen

Typisches Trainingsschema:
6–8 Wiederholungen, 3–5 Sätze mit jeweils 1–2 Minuten Pause

Um den Muskelaufbau anzuregen, sollten Sie die Gewichte so hoch wählen, dass Sie sechs bis acht Wiederholungen schaffen können (und wiederum noch maximal eine in Reserve haben). Davon machen Sie bei drei Trainingseinheiten pro Woche jeweils drei Sätze mit jeweils ein bis zwei Minuten Pause dazwischen. Bei zwei wöchentlichen Ganzkörpereinheiten dürfen es auch fünf Sätze pro Übung beziehungsweise Muskelgruppe sein. Auch hier gilt, dass zehn Sätze als Wochenpensum die Obergrenze darstellen sollte, weil bei den meisten Menschen sonst die Regenerationsfähigkeit überschritten wird. Diese Art des Trainings regt durch die häufigen Trainingsreize auf die Muskeln den Muskelaufbau bei leicht Fortgeschrittenen am besten an – sofern die Trainingsgewichte immer wieder auf die Leistungsfähigkeit des Muskels abgestimmt werden und auch die Ernährung »passt«.

Wichtig beim Hypertrophietraining ist auch die sorgfältige Auswahl der Übungen. Es sollten solche sein, die Sie schon zu Anfang mit höheren Gewichten bewältigen können. Der Grund: Mit kleinen Gewichten können Sie die Belastung zwar in Schritten von einem Kilo steigern, aber eben nur bis zu einem Gewicht von zehn Kilogramm. Der nächste Schritt führt dann gleich zu 12,5 Kilogramm – das sind 25 Prozent mehr und damit meist zu viel. Besser ist es, die Belastung immer nur um fünf oder maximal zehn Prozent zu steigern.

Ideal ist es, wie gesagt, an zwei oder drei Tagen pro Woche den ganzen Körper zu trainieren. Viele sind am Anfang so enthusiastisch und motiviert, dass sie sofort auf vier Trainingstage pro Woche gehen wollen. Davon rate ich jedoch ab. Hier werden Sie den Punkt überschreiten, wo ein Mehr an Training statt eines größeren Effektes unter Umständen sogar weniger bringt. Außerdem ist es klug, Ihren Knochen, Sehnen und Gelenken ausreichend Zeit zu geben, sich den neuen Belastungen anzupassen. Wenn Sie zu schnell zu intensiv trainieren, könnten Sie das mit Verletzungen bezahlen, die Sie womöglich für lange Zeit zurückwerfen.

Wenn Sie dann so weit sind und diesen nächsten Schritt auf viermal pro Woche gehen wollen, ist das Splitting eine bewährte Strategie. Sie teilen die Muskeln in zwei Gruppen – zum Beispiel Oberkörper und Unterkörper – und belasten jede Gruppe zweimal pro Woche. Sie beginnen mit drei Sätzen pro Übung und erhöhen langsam auf fünf. Wer noch ambitionierter ist, kann irgendwann zu einem Dreiersplit übergehen und sechsmal pro Woche trainieren. Auch in diesem Schema kommt jeder Muskel zweimal pro Woche »dran«, aber Sie können dann intensiver trainieren und sich besser auf individuelle Schwachpunkte konzentrieren.

[Baustein 3]
Kraftausdauertraining – Belastungen länger durchhalten

Typisches Trainingsschema:
20 Wiederholungen, 4 Sätze mit jeweils nur 60 Sekunden Pause

Die meisten Frauen trainieren mit viel zu leichten Gewichten und erreichen deshalb ihr Ziel nicht, die Muskeln zu kräftigen und zu straffen. Wer mit dem gewählten Gewicht mehrfach 15 bis 20 Wiederholungen bei kurzen Satzpausen schaffen kann, trainiert im Kraftausdauerbereich, und das dient eben anderen Zielen. Es ist vor allem dann angebracht, wenn der Muskel schon bei eher normalen Anforderungen schnell ermüdet; zum Beispiel wenn es auf dem Fahrrad bergauf geht. Das Training ist so aufgebaut, dass der Muskel übersäuert und dadurch die Bildung von neuen Blutgefäßen angeregt wird (siehe Seite 70). Die Versorgung mit Sauerstoff und Nährstoffen verbessert sich und ermöglicht so, leistungsfähiger zu werden und schneller zu regenerieren.

Wählen Sie dafür ein Gewicht für maximal 20 Wiederholungen, das sich im ersten Satz eigentlich zu leicht anfühlt und im zweiten nach maximal 60 Sekunden Pause schon leichtes Brennen verursacht (da macht sich die Übersäuerung bemerkbar), welches im dritten stärker spürbar wird. Der vierte Satz sollte so anstrengend sein, dass Sie die 20 Wiederholungen gerade so schaffen können oder vielleicht sogar schon nach der 17. oder 18. Wiederholung abbrechen müssen. Durch die hohe Zahl an Wiederholungen und vor allem die kurzen Satzpausen wird der Muskel stark gefordert, ohne sich zwischendurch wirklich erholen zu können.

Selbst wenn sich eine Übung auch im zweiten Satz noch zu leicht anfühlt, sollten Sie nicht abbrechen, um mehr Gewicht aufzulegen. Lassen Sie den dritten und vierten Satz ruhig erst mal kommen – oft wundert man sich, was da noch abgehen kann. Und falls es wirklich mal zu leicht war, macht das ja nichts. Dann haben Sie eine wichtige Erfahrung gewonnen und packen halt beim nächsten Mal etwas mehr drauf. Wie beim Hypertrophietraining ist es auch beim Kraftausdauertraining wichtig, die Übungen so auszuwählen, dass Sie die Belastung in Schritten von fünf oder maximal zehn Prozent steigern können.

Der Mythos »Problemzonentraining«

Bei Frauen gehört »Bauch – Beine – Po« zu den beliebtesten Kursen, sowohl in Studios als auch bei den Volkshochschulen und anderen Anbietern. Sie erhoffen sich davon, einen »Schwimmring« um die Taille loszuwerden, als zu dick empfundene Oberschenkel zu formen oder den Hintern zu verkleinern. Doch dieses »gezielte« Training bringt kaum jemals den erhofften Erfolg, denn Fett kann man eben nicht gezielt an bestimmten Stellen abschmelzen. Auch Männer erliegen diesem Irrtum und rackern sich mit Sit-ups und Crunches ab, um eine Wampe zu straffen. Doch wenn die Bauchmuskeln arbeiten, beziehen sie ihre Energie aus verschiedensten Bereichen des Körpers und keineswegs bevorzugt aus der Speckschicht über ihnen. Jeder Körper hat sein eigenes Muster, nach dem er überschüssiges Fett abbaut, und gerade bei den sogenannten »Problemzonen« bedient er sich am wenigsten – genau darin besteht ja das »Problem«. Bei Frauen sitzt das hartnäckigste Fett meist an den Oberschenkeln und am Po (man spricht von einer »birnenförmigen« Figur), während bei Männern oft die auf den Hüften sitzenden Fettpolster (»Lovehandles«) am längsten Widerstand leisten.

Frauen kämpfen häufig zudem gegen Cellulite, auch »Orangenhaut« genannt, weil sie eine andere Hauttextur als Männer haben. Bei manchen Frauen zeigen sich die charakteristischen Dellen bereits bei einem Körperfettanteil von zehn Prozent, bei anderen erst bei über 25 Prozent – das hängt von der individuellen Genetik ab. Wenn Sie etwas dagegen tun wollen, dann muss vor allem das Fett weniger werden. Wenn Sie zugleich den Muskel etwas voluminöser machen (Hypertrophietraining) und in eine höhere Grundspannung bringen (Maximalkrafttraining), vergrößert sich der Druck des Muskels gegen die Haut und sorgt so für ein strafferes Erscheinungsbild.

Neuerdings wird gegen Cellulite und lokale Fettpolster das Training in sogenannten Unterdruckgeräten empfohlen, das sind meist Stepper oder Fahrräder mit einer Vakuumkammer für die untere Körperhälfte. Der Unterdruck auf die Problemzonen soll den Körper dazu anregen, dort vermehrt Fett abzubauen. Tatsächlich haben einige kleinere, jedoch nicht in Fachjournalen publizierte Pilotstudien eine etwas stärkere Reduktion des Umfangs gegenüber herkömmlichem Training auf den entsprechenden Ausdauergeräten nachweisen können. Der Effekt war jedoch nicht besonders stark ausgeprägt und tritt natürlich auch nur dann auf, wenn zugleich weniger Kalorien zugeführt werden. Und ob sich dadurch tatsächlich auch das Hautbild verbessert, ist bisher nicht zweifelsfrei belegt.

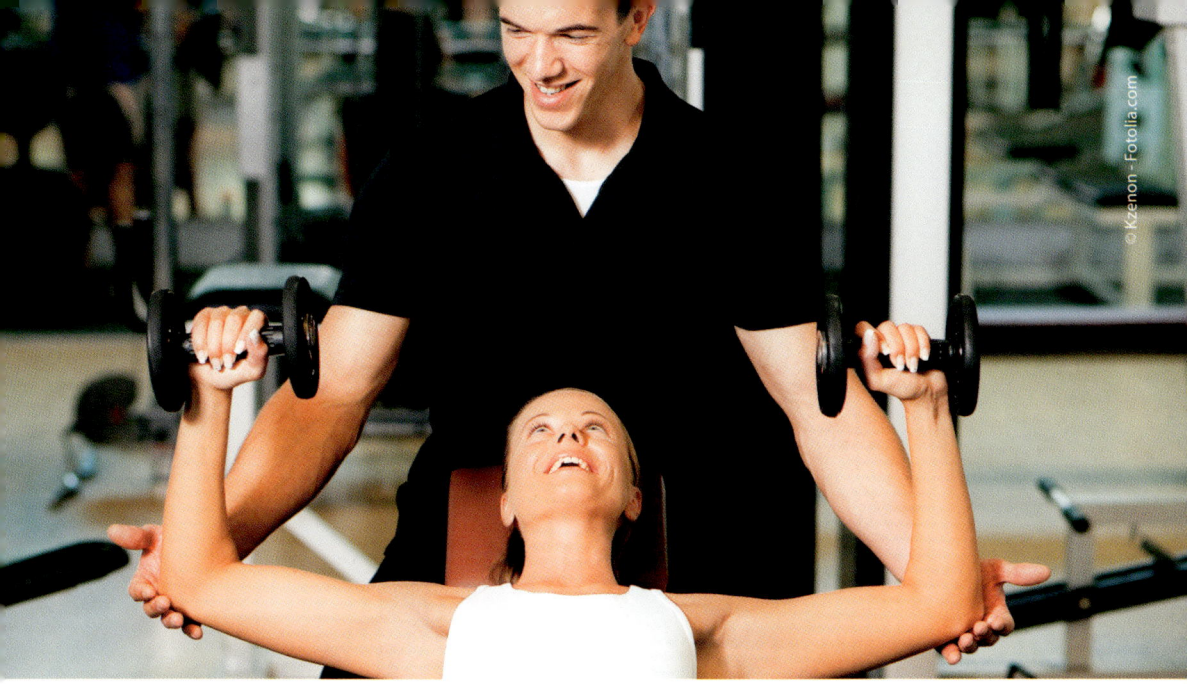

[Baustein 4]
Ausdauertraining – Herz und Kreislauf fit machen

> **Typisches Trainingsschema (pro Woche):**
> 30–45 Minuten in flotterem Tempo, 20–40 Minuten Intervall- oder
> Hügeltraining, 45–75 Minuten in ruhigerem Tempo

Für eine umfassende Fitness sollten Sie auch Ausdauereinheiten in Ihren Trainingsplan mit aufnehmen, um die Leistungsfähigkeit Ihres Herz-Kreislauf-Systems zu verbessern. Als Mittel zum Abnehmen wird das Ausdauertraining eher überbewertet
(siehe Kapitel 1); mit Krafttraining lässt sich deutlich mehr erreichen. Das gilt auch
für andere Effekte, die dem Joggen, Walken und Radfahren nachgesagt werden;
zum Beispiel Osteoporose vorzubeugen sowie vor Arthrose (Gelenkknorpelver-
schleiß) zu schützen. Zudem konnte erst kürzlich belegt werden, dass Krafttraining
bei Typ-2-Diabetikern den Langzeitzuckerwert deutlich senkt.

Am besten ist es, die positiven Effekte beider Trainingsarten zu kombinieren.
Bewährt hat sich folgendes Schema: An vier bis sechs Tagen pro Woche machen
Sie abwechselnd Kraft- und Ausdauertraining, mindestens ein Tag dient der Erholung. Falls Sie gezwungen sind, Kraft- und Ausdauereinheiten auf den selben Tag zu
legen, sollten Sie zuerst mit den Gewichten arbeiten.

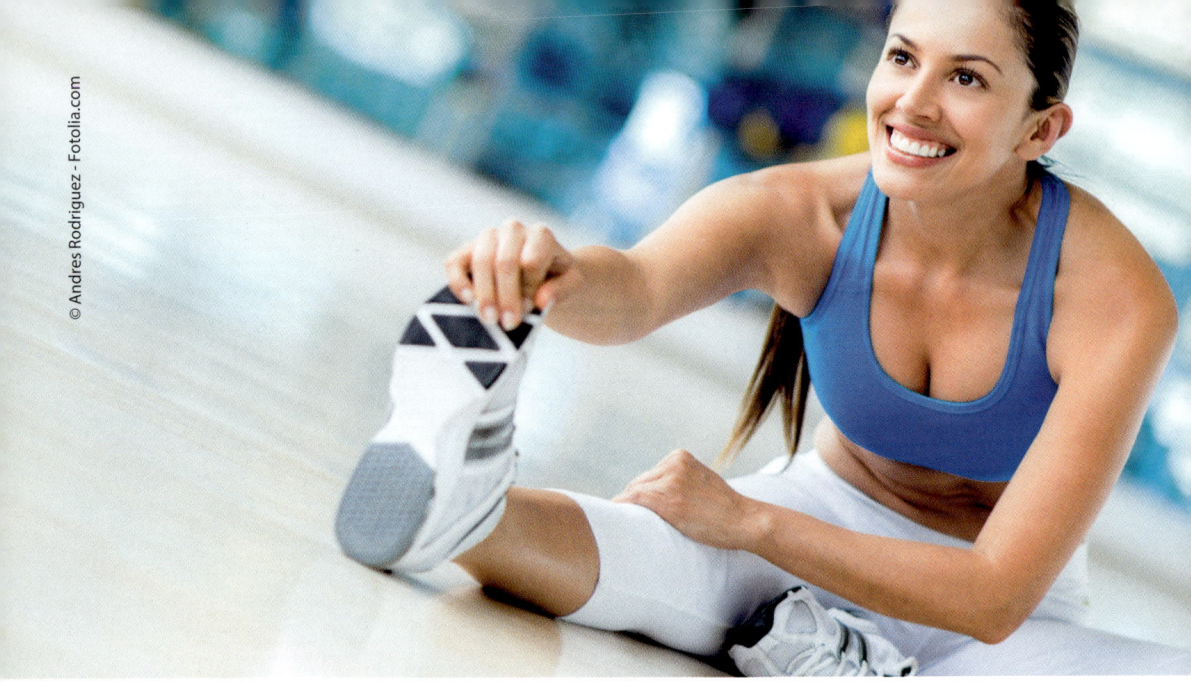

[Baustein 5]
Stretching – beweglicher werden

Noch immer sieht man Sportler, die vor und nach dem Training Dehnübungen machen, aber die Erwartungen, die in diese Praxis gesetzt werden, haben sich bei kritischer Betrachtung nicht erfüllt.

So verhindert es zum Beispiel weder die Entstehung von Muskelkater noch beschleunigt es die Regeneration – eher im Gegenteil. Um die Muskeln wieder fit zu machen, müssen neue Nährstoffe zugeführt und die Milchsäure abgebaut werden. Gut ist deshalb alles, was die Durchblutung verbessert wie Sauna, warme Bäder, kurze Kältereize oder lockernde Massagen. Vor allem während der beliebtesten Übungen, bei denen die Dehnung nur gehalten wird (statisches Stretching) verschlechtert sich jedoch währenddessen die Blutzufuhr zum Muskel. Dynamisches Dehnen (mit sanftem Nachfedern) hat dagegen den gleichen Effekt wie gar nichts Besonderes zu unternehmen. Zur Vorbeugung von Muskelkater ist Dehnen eher kontraproduktiv. Wie Sie bereits wissen, entstehen die Schmerzen durch winzige Faserrisse im Muskel – es ist einleuchtend, dass es keinen vorbeugenden Effekt hat, den Muskel in die Länge zu ziehen. Auch in diesem Fall tut alles gut, was die Durchblutung verbessert. Wenn der Muskelkater allerdings bereits da ist, sollten Sie ebenfalls auf durchblutungsfördernde Maßnahmen setzen. Auch ein sehr leichtes Training kann helfen, die Reparatur zu beschleunigen.

Was das Stretching vor der Belastung bewirkt, hängt von den Anforderungen der Sportart und den individuellen Voraussetzungen ab. Wenn Sie ohnehin eher lockere Bänder haben, kann sich durch Dehnübungen die Gefahr umzuknicken sogar vergrößern. Wenn Sie sehr steif sind und eine Sportart ausüben wollen, bei der Sie raumgreifende Bewegungen machen müssen, mag die Lockerung Zerrungen und Stürze verhindern können. Genau weiß man es nicht, weil viele der vorliegenden Studien schwere methodische Mängel haben und zudem die diversen Übungen von den Sportlern so unterschiedlich ausgeführt werden. Wer sich zum Beispiel dehnt, solange die Muskeln noch nicht ausreichend aufgewärmt sind, erhöht allein dadurch die Verletzungsgefahr.

Dennoch sind Dehnübungen sehr sinnvoll – aber eben nicht als Aufwärmübung oder Cooldown. Bei einer eingeschränkten Beweglichkeit in manchen Gelenken beziehungsweise Muskelgruppen (häufig: Brustmuskulatur, Innenrotatoren des Schultergelenks, Rückenstrecker im Lendenwirbelsäulenbereich, Oberschenkelmuskulatur, Musculus soleus des Unterschenkels) kann ein gezieltes Beweglichkeitstraining geschmeidiger machen und dadurch helfen, Fehlhaltungen, Überlastungen oder Verletzungen vorzubeugen. Das Stretching behebt dabei aber keine »Verkürzung« der Muskeln, sondern macht Sehnen, Bänder und Gelenkkapseln flexibler und erlaubt so einen größeren Bewegungsradius. Um deutliche Verbesserungen zu erreichen, müssen Sie allerdings jeden zweiten Tag ein kleines Stretchingprogramm von etwa 15 Minuten machen. Bei individuellen Problemen des Bewegungsapparates ist es sogar unverzichtbar, die jeweilige Stelle täglich zu stretchen. Dabei niemals ruckartig in die Dehnung gehen, zackig federn oder aus einer gehaltenen Dehnung »rausschnacken«. Besser ist es, sanft zu beginnen, die Spannung dann ebenso sanft zu lösen und zwischendurch das Atmen nicht zu vergessen.

Als Kraftsportler können Sie alternativ auch Ihre Arbeit an den Gewichten so gestalten, dass die Dehnung immer gleich mittrainiert wird, und zwar, indem Sie bei jeder Übung die volle Bewegungsamplitude ausschöpfen. Wenn Sie zum Beispiel beim Kurzhanteldrücken auf der Schrägbank das Gewicht so weit herablassen, dass die Hantelscheiben die Innenseite der Schultern touchieren, wird automatisch der Brustmuskel gedehnt. Weil das Gewicht bei dieser Art zu trainieren jedoch über einen längeren Weg in eine biomechanisch schwächere Position geführt wird, ist es deutlich anstrengender – übt allerdings auch einen stärkeren Reiz auf den Muskel aus. Sie werden also weniger Kilos auflegen können, um die Übungen zu schaffen. Aber was soll's; Sie trainieren schließlich, um Ihren Körper zu formen und nicht, um Ihr Ego zu kraulen – nicht wahr?

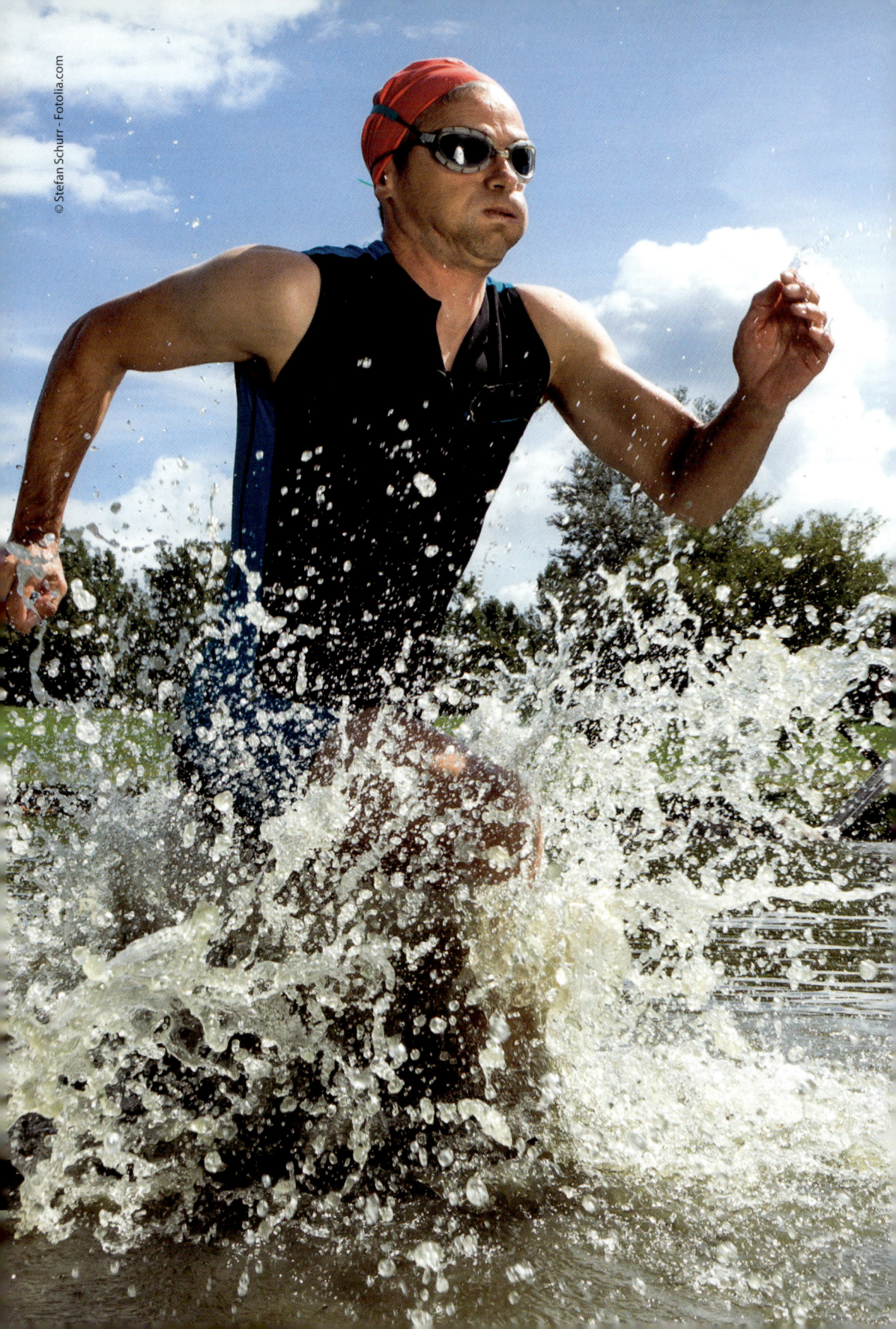

[Teil 3]
So erreichen Sie Ihre Ziele!

Sie haben nun alle Werkzeuge beisammen, um an Ihrem Körper zu arbeiten – nur die »Baupläne« fehlen noch. Ich werde sie bewusst schlicht halten, um nicht ständig die Informationen aus den vorangegangenen Kapiteln wiederholen zu müssen.

Sie finden im Folgenden die Anleitungen für die fünf häufigsten sportlichen Ziele von Frauen und Männern: Muskelmasse aufbauen, Kraft und Ausdauer verbessern (oft auch als Unterstützung für einen anderen Sport wie Leichtathletik, Kampfsport oder Spielsportarten), den Körper straffen sowie Fett abbauen ohne Muskelmasse zu verlieren beziehungsweise sogar mit leichter Zunahme der Muskulatur und einer besseren Kraftentwicklung.

Mit den nachfolgenden Programmen können Sie all diese Ziele erreichen. Glauben Sie mir: Mehr Variation ist nicht nötig, und es muss auch nicht komplizierter werden. Es gibt kein Spezial-Fettabbau-Training, das besser funktioniert, keinen Trainingsplan, mit dem Sie entscheidend mehr Muskelmasse aufbauen können, kein Bauch-Beine-Po-Programm, das Problemzonen stärker strafft. Selbst Kraftübungen, die speziell auf bestimmte Sportarten zugeschnitten sind, müssen auf den hier vorgestellten Prinzipien beruhen, wenn sie tatsächlich die Leistungsfähigkeit verbessern sollen.

[Kapitel 10]
Ihr Ziel: Muskulös und athletisch

Das Wichtigste für Ungeduldige

Wenn Muskeln benutzt werden, passen Sie sich an die Belastungen an und werden kräftiger und massiger – nur das Ausmaß ist von Mensch zu Mensch verschieden. Besonders deutlich wird dies bei Frauen, deren Muskelwachstum im Vergleich zu Männern natürlicherweise begrenzt ist, weil sie viel weniger Testosteron zur Verfügung haben. Doch auch unter den Männern sind die genetischen Voraussetzungen sehr unterschiedlich, wie ich ja bereits ganz am Anfang ausgeführt habe. Nur wenige Männer sind durch ihre Erbanlagen so begünstigt, dass es fast egal ist, was sie so treiben – sie sehen mit jedem Trainings- und Ernährungsregime das ganze Jahr über athletisch und fast fettfrei aus. Es ist wenig sinnvoll, sich an dieser Gruppe zu orientieren, wenn Sie Tipps für Ihren Muskelaufbau benötigen.

Die meisten Männer sprechen dagegen durchschnittlich stark auf Trainingsreize an, während die restlichen 10 bis 20 Prozent sogenannte »Lowresponder« oder »Hardgainer« sind, die es aufgrund ihrer Veranlagung schwer haben, Muskeln aufzubauen. Je schlechter Ihre genetischen Voraussetzungen sind, desto wichtiger ist es, die Trainings- und Ernährungsprinzipien konsequent umzusetzen, wenn Sie Erfolge sehen wollen. Lowresponder müssen alles richtig machen und können sich keine Laxheiten erlauben!

Lesen Sie also hier, wie Sie das Beste aus Ihren Möglichkeiten machen. Übrigens: Wenn Sie nicht nur Muskeln auf-, sondern auch Fett abbauen wollen, müssen Sie vor allem Kapitel 14 lesen.

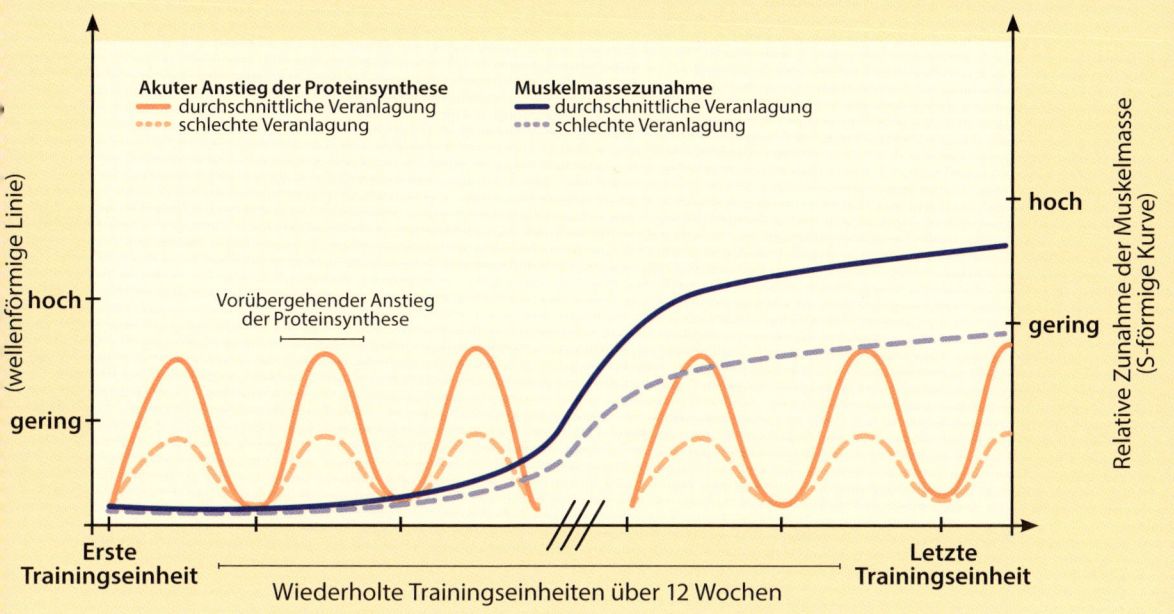

Grafik: Genetisch bedingte Unterschiede im Muskelaufbau.

Theoretisches Modell der Anpassungsprozesse durch Krafttraining bei normaler und schlechter Veranlagung. Jeder wellenförmige Ausschlag repräsentiert den Eiweißaufbau infolge eines Krafttrainings
bei durchschnittlicher Veranlagung für den Muskelaufbau (durchgezogene Linie) und bei einer für
den Muskelaufbau ungünstigen Genetik (gestrichelte Linie). Die S-förmige Gesamtkurve steht für den
Muskelmassezuwachs durch regelmäßiges Krafttraining über zwölf Wochen bei durchschnittlicher
Genetik (durchgezogene Linie) und eher schlechter Veranlagung (gestrichelte Linie).

(In Anlehnung an Drummond et al., Journal of Aging Research, 2012.)

Die Trainingsbausteine für den Muskelmasseaufbau

Hypertrophietraining, Dehnen und einmal pro Jahr vier bis sechs Wochen Kraftausdauertraining, ergänzend Ausdauertraining für eine optimale Fitness und Regeneration

Der Aufbau des Hypertrophietrainings ist für Durchschnittstypen und Lowresponder gleich; die Details dazu kennen Sie ja bereits (Seite 98). Daneben ist es sinnvoll, einmal im Jahr eine Phase von vier bis sechs Wochen einzulegen, in denen Sie
auf Kraftausdauertraining umschwenken (Seite 99). Es fördert die Bildung neuer
Gefäße im Muskel (Kapillarisierung), sodass er langfristig deutlich besser durchblutet wird. Das wiederum macht das Hypertrophietraining effektiver, weil Sie
mehr leisten können und die Muskeln anschließend schneller regenerieren. Ausdauertraining dient zwar nicht dem Muskelaufbau, ist jedoch als Ergänzung zum
Hypertrophietraining trotzdem empfehlenswert, weil Sie damit auch Ihr Herz-Kreislauf-System fit machen und die Regenerationsfähigkeit Ihres Körpers unterstützen.

Wie im entsprechenden Kapitel beschrieben (Seite 102), ist regelmäßiges Dehnen unbedingt empfehlenswert, um Ihre Beweglichkeit zu erhalten und zu verbessern. Sie können aber auch Ihre Kraftübungen so gestalten, dass Sie das Stretching gleich mit erledigen.

Die Ernährung für den Muskelmasseaufbau

LOGI-Methode mit 15 bis 30 Prozent Kohlenhydraten, Eiweiß: 1,4 bis 1,8 g/kg Körpergewicht (Lowresponder orientieren sich jeweils am oberen Wert), 2 bis 3 Gramm Omega-3-Fettsäuren (DHA und EPA gemischt)

Wer Muskeln aufbauen will, braucht nicht nur genug hochwertige Proteine als Baustoff, sondern auch Kohlenhydrate, denn die Verdauung von Zucker- und Stärkeverbindungen erfordert die Ausschüttung des »Aufbauhormons« Insulin. Der Kohlenhydratanteil der täglich aufgenommenen Energie sollte aber trotzdem nur zwischen 15 und 30 Prozent liegen (das entspricht je nach Kalorienverbrauch etwa 70 bis 200 Gramm pro Tag), wobei sich durchschnittlich veranlagte Sportler eher am unteren Wert orientieren und Lowresponder am oberen. Ein höherer Kohlenhydratanteil (bis maximal 60 Prozent) ist nur für Männer empfehlenswert, die auch Fett nur schwer ansetzen – also die echten »Hardgainer«.

Um die anabole, also körpermasseaufbauende Wirkung optimal zu nutzen, ist es für die meisten Kraftsportler am besten, einen Teil der Kohlenhydrate in der ersten Tageshälfte zu verzehren und den Großteil in den drei bis vier Stunden nach dem Training. Falls Sie Ihre Trainingseinheit gleich früh morgens absolvieren, sollten Sie zumindest etwas Kohlenhydrate und Protein kurz vorher verzehren und dann bis zum Mittag weiter großzügig mit den Kohlenhydraten sein. Danach sollten nur noch Fett und Eiweiß auf dem Programm stehen.

Auch die Versorgung mit Proteinen muss vor allem in der Zeit um die Belastung herum stimmen. Insgesamt sollten es täglich 1,4 bis 1,8 Gramm Eiweiß pro Kilogramm Körpergewicht sein; wenn es Ihnen hilft, besser satt zu werden und die Kohlenhydrate zu begrenzen, dürfen es auch bis zu 2,5 Gramm sein. Damit dem Körper nach dem Training möglichst schnell ausreichend Aminosäuren zur Verfügung stehen, sollten Sie auf jeden Fall in den ersten 30 Minuten danach eine Mahlzeit zu sich nehmen, die reich an hochwertigen Proteinen ist – das ist meist nur mit einem Shake zeitlich zu schaffen (Details zu Proteinen und Shakes ab Seite 40). Vor allem für Lowresponder läuft die Stoppuhr! Sowohl für die Gesundheit als auch für optimale sportliche Ergebnisse ist es zudem wichtig, genug von den Omega-3-Fettsäuren DHA und EPA aufzunehmen. Da nur wenige Menschen es schaffen, über Meeresfisch die empfohlenen drei Gramm täglich aufzunehmen, muss die Ernährung in diesem Fall meist mit Fisch- oder Algenölkapseln ergänzt werden.

Als Lowresponder, der nicht mal Fett leicht zulegt, müssen Sie zudem darauf achten, dass Sie insgesamt genug Kalorien aufnehmen. Wahrscheinlich essen Sie bereits sehr viel – vor allem im Vergleich zu anderen Menschen – und können sich kaum vorstellen, dass das nicht genügen soll. Aber 5.000 Kalorien täglich zu verheizen ist für echte Hardgainer nicht ungewöhnlich. Bei vielen bringen Ernährungsprotokolle zudem typische Fehler ans Licht. Da wird zum Beispiel nicht gefrühstückt oder im Stress öfter mal eine Mahlzeiten ausgelassen. So etwas können Sie sich als Hardgainer nicht erlauben, denn sobald Ihr Körper nicht genug Brennstoff bekommt, knabbert er seine eigene Substanz an und hart erarbeitete Muskelmasse geht wieder flöten. Eine der wichtigsten Regeln für Ihre Ernährung lautet deshalb: Alle zwei bis drei Stunden etwas zu essen, damit der Körper immer ausreichend mit Energie versorgt ist. Sie sollten zudem grundsätzlich immer frühstücken und auch vor dem Schlafengehen noch einen Kleinigkeit essen, um die »Fastenzeit« während der Nacht zu überbrücken. Alle Mahlzeiten und Snacks sollten hochwertige Proteine enthalten. Achten Sie zudem darauf, dass Sie im Tagesverlauf genug Kohlenhydrate zu sich nehmen, weil Ihr hochtourender Stoffwechsel viel Glukose verbraucht. Wenn nicht genug davon da ist, baut sich der Körper aus Proteinen selbst welches, und das steht dann dem Muskelaufbau nicht mehr zur Verfügung.

Kapitel 11

Ihr Ziel: Kraftvoll und ausdauernd

Das Wichtigste für Ungeduldige

Sie sind nicht an dicken Muckis interessiert, sondern wollen mehr Kraft und Durchhaltevermögen entwickeln, zum Beispiel um Ihre Performance bei anderen Disziplinen zu unterstützen – schnellere Sprints und höhere Sprünge in der Leichtathletik oder für Spielsportarten, härtere Schläge und Kicks im Kampfsport, mehr Druck auf die Pedale beim Radfahren, einen ökonomischeren Laufstil, bessere Körperspannung beim Turnen oder Tanzen.

Die Trainingsbausteine für ausdauernde Kraft

Überwiegend Maximalkrafttraining, eventuell Hypertrophietraining (wenn Sie in Ihrer Sportart in einer höheren Gewichtsklasse
starten wollen), Dehnen und ein- bis zweimal pro Jahr jeweils vier
bis sechs Wochen Kraftausdauertraining, dazu Ausdauertraining
je nach den Erfordernissen Ihrer Sportart oder mindestens das
Standardprogramm

Den Aufbau des Maximalkraft- und des Hypertrophietrainings haben Sie bereits kennengelernt (Seite 96 und 98). Daneben ist es sinnvoll, ein- bis zweimal im Jahr eine Phase von jeweils vier bis sechs Wochen einzulegen, in denen Sie auf Kraftausdauertraining umschwenken (Seite 99). Es fördert die Bildung neuer Gefäße im Muskel (Kapillarisierung), sodass er langfristig deutlich besser durchblutet wird. Das wiederum macht das Hypertrophietraining effektiver, weil Sie mehr leisten können und die Muskeln anschließend schneller regenerieren. Je nach Sportart gehört zu Ihrem Trainingspensum zudem ohnehin ein anspruchsvolles Ausdauerprogramm, sonst sollten Sie mindestens die Standardvariante absolvieren, um auch das Durchhaltevermögen Ihres Herz-Kreislauf-Systems zu verbessern.

Darüber hinaus ist regelmäßiges Dehnen empfehlenswert, um Ihre Beweglichkeit zu erhalten und zu verbessern – für viele Sportarten ist ein größerer Aktionsradius ohnehin unverzichtbar. Sie können aber auch Ihre Kraftübungen so gestalten, dass Sie das Stretching gleich mit erledigen.

Die Ernährung für ausdauernde Kraft

LOGI-Methode mit 20 bis 35 Prozent Kohlenhydraten, Eiweiß: 1,4 bis
1,8 g/kg Körpergewicht, 1 bis 3 Gramm Omega-3-Fettsäuren (DHA und
EPA gemischt)

Entgegen der allgemeinen Meinung muss Ihre Ernährung auch dann keinen größeren Anteil an Kohlenhydraten enthalten, wenn zu Ihrem Trainingspensum viele Ausdauereinheiten gehören: 20 bis 35 Prozent der täglich aufgenommenen Energie genügen normalerweise (das entspricht je nach Kalorienverbrauch etwa 120 bis 350 Gramm). Das gilt erst recht für alle Ausdauersportler, die vor allem ihrer Figur und Gesundheit zuliebe trainieren, denn nur bei einem niedrigen Insulinspiegel kann der Körper das Fett aus den »Pölsterchen« effektiv zur Energiebereitstellung nutzen. Doch auch für Wettkampfsportler ist es sinnvoll, den Körper so zu »erziehen«, dass er sparsam mit dem Blutzucker umgeht (siehe Einschub Seite 112).

Pastapartys für mehr Ausdauer?

Auch der Glukosebedarf für höhere Belastungen kann innerhalb der ersten 90 Minuten gut aus den Glycogenvorräten gedeckt werden. Wer eine hohe Leistungsintensität länger durchhalten will, muss dann leicht verdauliche Kohlenhydrate »nachladen«. Die Erfahrung zeigt allerdings, dass es vor allem während eines mehrstündigen Wettkampfs meist nicht gelingt, genug zuzuführen, um das immer größer werdende Glycogendefizit wirklich auszugleichen.

Deshalb lohnt es sich, den Stoffwechsel dazu zu erziehen, sparsam mit den Glycogenvorräten umzugehen und auch bei höheren Belastungen noch überwiegend Fett zu verbrennen. Diese Fähigkeit wird durch Ausdauertraining immer verbessert, weil es die für den Fettabbau zuständigen Enzyme stimuliert, die Sauerstoffaufnahmekapazität verbessert und dafür sorgt, dass mehr Fett in den Muskeln eingelagert wird und dadurch schneller zur Verfügung steht. Eine kohlenhydratreduzierte Ernährung verstärkt diese Entwicklung jedoch deutlich. Außerdem können die Muskelzellen unter Belastung Zucker aus dem Blut auch ohne Insulin aufnehmen, sodass die Kohlenhydrate der beim Marathon verzehrten Banane schneller als Energie zur Verfügung stehen.

Die Glycogenspeicher werden vor dem Wettkampf gefüllt, in dem man 24 Stunden vor dem Start auf kohlenhydratreiche Kost umstellt und können dann dank der vorangegangenen »Stoffwechselerziehung« besser genutzt werden als je zuvor. In der Vorbereitung reicht es, ein oder zwei Mahlzeiten vor einem harten Training kohlenhydratreich zu essen. Nie waren Pastapartys effektiver!

Auch die Versorgung mit Proteinen muss vor allem in der Zeit um die Belastung herum stimmen. Insgesamt sollten es täglich 1,4 bis 1,8 Gramm Eiweiß pro Kilogramm Körpergewicht sein; wenn es Ihnen hilft, besser satt zu werden und die Kohlenhydrate zu begrenzen, dürfen es auch bis zu 2,5 Gramm sein. Damit dem Körper nach dem Training ausreichend Aminosäuren zur Verfügung stehen, sollten Sie in den ein bis zwei Stunden nach dem Krafttraining unbedingt eine eiweißreiche Mahlzeit oder einen Shake zu sich nehmen.

Sowohl für die Gesundheit als auch für optimale sportliche Ergebnisse ist zudem wichtig, genug von den Omega-3-Fettsäuren DHA und EPA aufzunehmen. Da nur wenige Menschen es schaffen, über Meeresfisch die empfohlenen Mengen aufzunehmen, muss die Ernährung in diesem Fall meist mit Fisch- oder Algenölkapseln ergänzt werden.

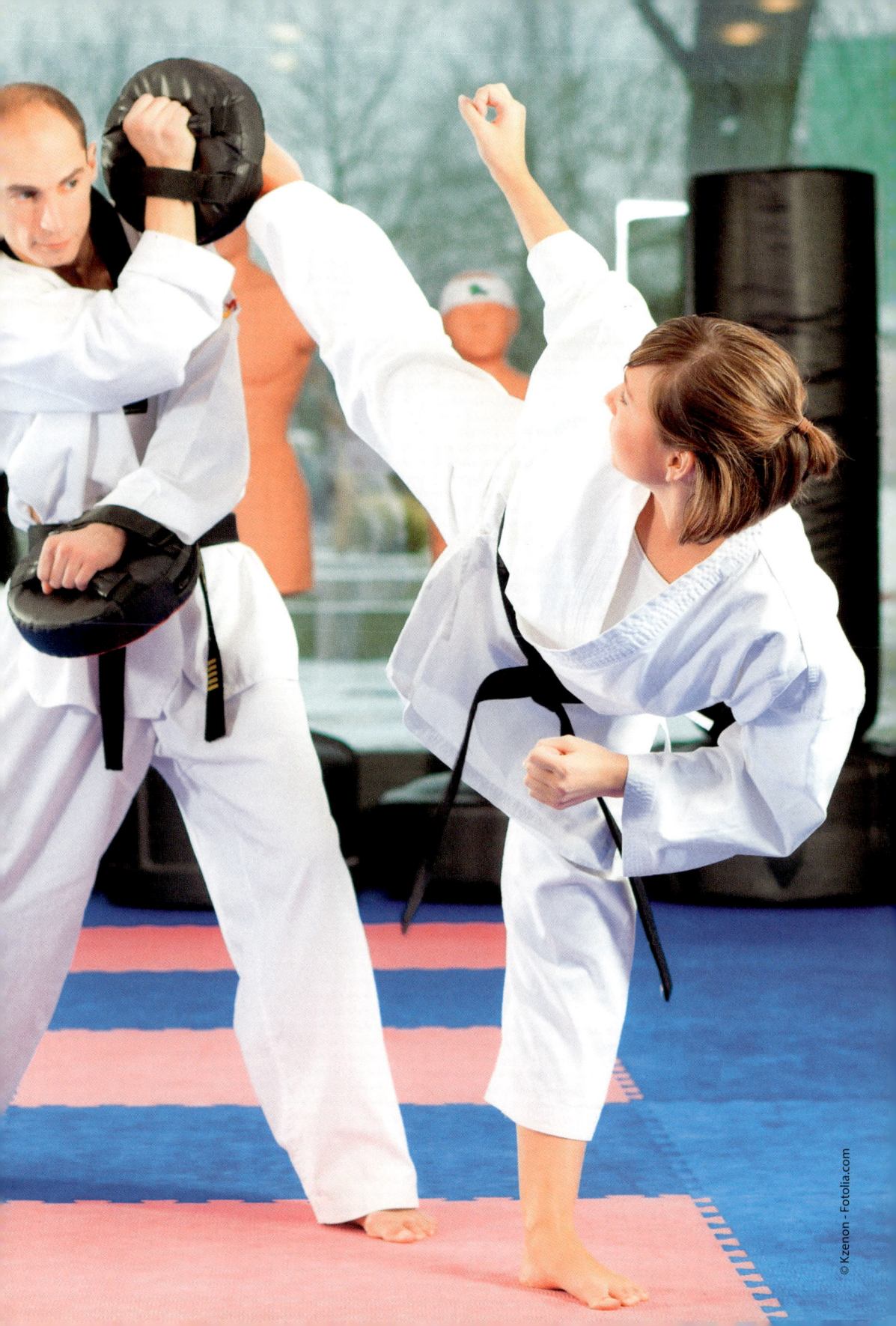

[Kapitel 12]
Ihr Ziel: Kurvenreich und knackig

Das Wichtigste für Ungeduldige

Nicht alle Frauen finden sich zu dick (falls doch, dann lesen Sie auch Kapitel 13), aber viele sind trotzdem unzufrieden mit ihrem Körper und würden ihn gerne nach ihren Wünschen formen. Das ist zwar möglich, doch die Genetik setzt auch den Figurwünschen der Frauen ihre Grenzen – wer breite Hüften hat, wird auch durch noch so viel Training nicht den Po einer Sprinterin bekommen. Doch eine straffere Silhouette können Sie haben – aber nicht, indem sie »wie ein Mädchen« trainieren und viele Wiederholungen mit wenig Kilos machen. Der Weg zu Ihrem Ziel führt über schwerere Gewichte.

Die Trainingsbausteine für knackige Kurven

Maximalkrafttraining und Dehnen, ergänzend Ausdauertraining für eine optimale Fitness und Regeneration

Falls Sie noch nicht völlig überzeugt sind, dass das Maximalkrafttraining wirklich das Richtige für Sie ist, dann lesen Sie sich vielleicht noch mal das entsprechende Kapitel durch (Seite 96). Natürlich sollen Sie als Neuling nicht sofort mit den schweren Gewichten loslegen, sondern Ihr Training über längere Zeit aufbauen (Seite 95). Zusätzlich ist regelmäßiges Dehnen empfehlenswert, um Ihre Beweglichkeit zu erhalten und zu verbessern. Wenn Sie Freude daran haben, könnten Sie auch ein kleines Yogaprogramm in Ihr Training integrieren. Sie können aber auch Ihre Kraftübungen so gestalten, dass Sie das Stretching gleich mit erledigen.

Wenn Sie das Kraftprogramm zudem durch regelmäßiges Ausdauertraining ergänzen, machen Sie auch Ihr Herz-Kreislauf-System richtig fit und unterstützen die Regenerationsfähigkeit Ihres Körpers.

Die Ernährung für knackige Kurven

LOGI-Methode mit 10 bis 20 Prozent Kohlenhydraten, Eiweiß: 1,4 bis 2,5 g/kg Körpergewicht, 2 bis 3 Gramm Omega-3-Fettsäuren (DHA und EPA gemischt)

Für Ihr Ziel ist es vor allem wichtig, den Anteil der Kohlenhydrate an der täglichen Energieaufnahme zu begrenzen. Er sollte 20 Prozent nicht überschreiten, je nach Kalorienverbrauch entspricht das etwa 50 bis 120 Gramm. Dafür darf der Eiweißanteil in der Ernährung höher sein, aber auch das Fett! Weil Sie ja kein Gewicht verlieren, sondern »nur« Ihren Körper umformen wollen, müssen Sie Ihre Kalorienaufnahme auch nicht senken. Achten Sie darauf, einen kleinen Teil der Kohlenhydrate möglichst früh im Tagesverlauf zu sich zu nehmen und den Großteil vor dem Training.

Sowohl für die Gesundheit als auch für optimale sportliche Ergebnisse ist es zudem wichtig, genug von den Omega-3-Fettsäuren DHA und EPA aufzunehmen. Da nur wenige Menschen es schaffen, über Meeresfisch die empfohlenen Mengen aufzunehmen, muss die Ernährung in diesem Fall meist mit Fisch- oder Algenölkapseln ergänzt werden.

[Kapitel 13]
Ihr Ziel: Schlank und sportlich

Das Wichtigste für Ungeduldige

Knackige Kurven hätten Sie eigentlich auch furchtbar gerne, aber dafür muss erst noch einiges an überflüssigem Fett weg? Dann sind Sie beim Kraftsport genau richtig. Ausdauertraining ist nämlich für viele Menschen keineswegs der Königsweg, um abzunehmen. Sie kennen doch bestimmt auch Leute, die schon lange regelmäßig laufen, Zumba tanzen oder ähnlich schweißtreibende Dinge tun und trotzdem Speckrollen mit sich herumtragen.

Dass dies keine Ausnahmen sind, konnte eine Studie zeigen, in der 30 Probanden unter Laborbedingungen trainieren mussten. Das heißt: Man konnte den zusätzlichen Kalorienverbrauch genau bestimmen. Die Kalorienaufnahme sollte gleich bleiben; die Teilnehmer wurden ausdrücklich dazu aufgefordert, nichts an ihrer Ernährung zu ändern. Daran haben sich auch alle gehalten – dachten sie zumindest. Unbewusst müssen einige aber dennoch deutlich mehr oder weniger gegessen haben, denn nur ein Teil der Probanden verlor während des Versuchs ein paar Kilos. Bei einigen war der Gewichtsverlust übermäßig stark, obwohl sie sicher waren, nicht anders gegessen zu haben als sonst. Bei den meisten tat sich trotz des höheren Kalorienverbrauchs auf der Waage mehr oder weniger gar nichts, während andere sogar zugenommen hatten! Sie müssen unbewusst mehr gegessen haben, anders ist das Ergebnis nicht zu erklären.

Was Ihnen passieren würde, wenn Sie mit dem Joggen oder anderen Ausdauersportarten anfangen würden, hängt mal wieder von den genetischen Voraussetzungen ab, aber auch von Ihrer psychischen Verfassung. Dazu nur ein Beispiel: Wenn Sie sich durch das Training energetisiert fühlen, erfüllt von Freude und einem besseren Körpergefühl, dann mag es dazu führen, dass sie automatisch auch gesünder essen. Wenn der Sport für Sie jedoch ein weiterer lästiger Punkt auf Ihren ohnehin zu langen To-do-Liste ist, dann ist die Gefahr hoch, dass Sie sich danach mit Naschereien »belohnen«. Doch das Gefühl, sich diese durch die Anstrengung leisten zu können, ist oft falsch – bei den meisten Menschen verbrauchen die Ausdauereinheiten weniger Kalorien, als sie denken (Seite 17). Das alles soll Sie nicht vom Ausdauertraining abhalten – Sie sollten es aber unbedingt mit einer bewussteren Ernährung und Krafttraining kombinieren. Denn Sie werden nur dann abnehmen, wenn Sie weniger Kalorien essen, als Sie verbrauchen, Punkt. An dieser Tatsache führt kein Weg vorbei. Wie einfach das geht, hängt aber eben auch von der Gestaltung des Trainings ab. Wer Kraftsport macht, verbraucht auch nach dem Training noch einiges an Kalorien (»Nachbrenneffekt«) und sorgt vor allem dafür, dass während der Diät vor allem das Fett verschwindet und die Muskelmasse erhalten bleibt oder vielleicht sogar etwas mehr wird.

Doch auch Frauen, die dies beachten, tappen oft in zwei typische Fallen: Sie sparen am Fett statt an den Kohlenhydraten und packen sich zu wenig Kilos auf die Hanteln. Weil sie Angst vor Muskelpaketen haben, trainieren viele Frauen nur mit leichten Gewichten, das aber oft hoch motiviert – sprich, mit vielen Wiederholungen. Und dann spannen plötzlich die Hosenbeine! Manche fragen mich dann um Rat, aber viele geben das Krafttraining auch wieder auf, weil sie sich in der falschen Annahme bestätigt fühlen, es würde Arme und Beine dicker machen. Beim Training mit leichten Gewichten und vielen Wiederholungen ist das tatsächlich auch der Fall (trotzdem müssen Sie keine Angst haben, denn das Plus an Umfang wird einen Zentimeter nicht überschreiten). Der Grund: Was diese Frauen machen, ist Kraftausdauertraining, und das verbraucht den Glycogenvorrat in den Muskeln. Wer weiterhin viele Kohlenhydrate zu sich nimmt, wird die leeren Speicher schnell wieder auffüllen; durch den Reiz des Trainings sogar etwas üppiger als vorher. Da an jedes Gramm Glycogen gut drei Gramm Wasser gebunden werden, werden die Muskeln dann tatsächlich oft etwas praller, und die Beine wirken dicker. Mit der richtigen Kombination von Ernährung und Training passiert Ihnen das nicht.

Die Trainingsbausteine für Fettabbau und Körperstraffung

Hypertrophietraining, Maximalkrafttraining, Dehnen, Ausdauertraining

Auch als Frau müssen Sie keine Angst vor dem Hypertrophietraining haben, es wird Ihnen keine unweiblichen Muskelpakete bescheren. Erstens haben Sie dafür nicht die nötige Testosteronausstattung und zweitens limitiert die schlechtere Kalorienversorgung des Körpers während der Diät einen zu starken Muskelaufbau. Für Sie ist das Hypertrophietraining vor allem dafür da, Ihre Muskelmasse zu erhalten, während das überflüssige Fettgewebe abgeschmolzen wird.

Sobald Sie Ihr Zielgewicht erreicht haben und langsam wieder etwas mehr Kalorien zu sich nehmen dürfen (weil sie ja nicht mehr weiter abnehmen wollen), steigen Sie auf das Maximalkrafttraining um (Seite 96). Es sorgt dafür, dass Ihre Muskeln nicht dicker, aber trotzdem stärker werden und sich zudem Ihre Körperformen weiter straffen.

Idealerweise kombinieren Sie das Krafttraining mit einem Ausdauerprogramm (Seite 101), weil das die Fettverbrennung und die Regenerationsfähigkeit Ihres Körpers verbessert. Zudem wird nur so auch das Herz-Kreislauf-System trainiert. Das ist für Sie besonders wichtig, weil Übergewicht meist auch Arteriosklerose mit sich bringt und dadurch das Risiko von Herzinfarkten und Schlaganfällen erhöht. Studien zeigen, dass durch schweißtreibenden Sport bereits vorhandene Ablagerungen weniger anfällig für Entzündungen sind und nicht so leicht reißen (durch Risse entstehen Thrombosen, die einen Herzinfarkt oder Schlaganfall auslösen können). Sie bauen sich durch das Training sogar teilweise wieder ab.

Zusätzlich ist regelmäßiges Dehnen empfehlenswert, um Ihre Beweglichkeit zu erhalten und zu verbessern. Wenn Sie Freude daran haben, könnten Sie zum Beispiel ein kleines Yogaprogramm in Ihr Training integrieren. Sie können aber auch Ihre Kraftübungen so gestalten, dass Sie das Stretching gleich mit erledigen.

Die Ernährung für Fettabbau und Körperstraffung

LOGI-Methode mit 10 bis 15 Prozent Kohlenhydraten, Eiweiß: 2 bis 2,5 g/kg Körpergewicht, 3 Gramm Omega-3-Fettsäuren (DHA und EPA gemischt)

Auch wenn es immer noch anders propagiert wird: Das Abnehmen ist einfacher, wenn Sie sich vor allem bei den Kohlenhydraten einschränken. Die Hintergründe haben Sie ja bereits kennengelernt (ab Seite 20). Hier sei nur noch mal an das Insulin erinnert: Kohlenhydrate brauchen für Ihre Verwertung Insulin, und bei hohen Blutspiegeln dieses Hormons kann Fettgewebe nicht abgebaut werden – im Gegenteil, es wird eher noch weiter gefüllt.

Um effektiv abzunehmen, wäre es ideal, unter 100 Gramm Kohlenhydrate pro Tag zu bleiben und den Eiweißanteil auf 2 bis 2,5 Gramm pro Kilogramm Körpergewicht zu erhöhen. Das fördert die Sättigung und sorgt dafür, dass der Körper kein Muskelgewebe angreift, um seinen Energiebedarf zu decken. Auch der Fettanteil in der Ernährung soll deutlich größer werden, wobei es vor allem wichtig ist, auf eine ausreichende Versorgung mit den Omega-3-Fettsäuren DHA und EPA zu achten. Da nur wenige Menschen es schaffen, die täglich empfohlenen Mengen über Meeresfisch zu erreichen, muss die Ernährung in diesem Fall meist mit Fisch- oder Algenölkapseln ergänzt werden.

Bei der Ernährungsumstellung müssen Sie selbst erspüren, ob für Sie ein radikaler Schnitt besser funktioniert oder ein langsames Herantasten an neue Gewohnheiten. Für den Anfang bringt es auch schon etwas, nach dem Abendessen keine Kohlenhydrate mehr zu essen, sie dann beim Abendessen zu reduzieren (weniger Brot, mehr Gemüse) und vielleicht schließlich abends ganz darauf zu verzichten. Damit verlängern Sie die Insulinpause, die natürlicherweise während des nächtlichen Fastens entsteht. Für viele genügt das schon, um einiges an Übergewicht loszuwerden.

Sollten Sie jedoch hoch motiviert sein, können Sie den Kohlenhydratanteil auch so weit senken, dass Ihr Körper seinen Stoffwechsel umstellt und zur Energiebereitstellung sogenannte Ketonkörper herstellt. Er gewinnt sie immer dann aus Fett, wenn der Insulinspiegel über längere Zeit sehr niedrig ist (Seite 23). Der Vorteil besteht unter anderem darin, dass auch das Gehirn – sonst ein Großabnehmer des Blutzuckers – sehr gut mit Ketonkörpern zurechtkommt. Bei manchen braucht es einige Tage für die Umstellung, aber danach sind meiner Erfahrung nach die Konzentrationsfähigkeit, die geistige Frische und auch die Laune eher besser als bei hoher Kohlenhydratzufuhr. Dass niedrige Blutzuckerspiegel psychische und körperliche Beschwerden wie zum Beispiel Kreislaufschwäche auslösen würden, trifft nach meiner Beobachtung nur dann zu, wenn zu wenig Fett gegessen wird. Viele denken nur daran, den Proteinanteil in der Ernährung zu erhöhen, wenn drastisch weniger Kohlenhydrate gegessen werden, aber tatsächlich sollte der fast gleich bleiben und

2 bis 2,5 Gramm pro Kilogramm Körpergewicht nicht überschreiten. Dagegen muss der Fettanteil auf etwa 70 Prozent steigen!

Die wenigsten Menschen sind es gewohnt, so viel »Butter bei die Fische« tun zu dürfen, und viele haben nach den Jahrzehnten der Indoktrination geradezu Angst vor Fett. Die Folge: Man bekommt meist viel zu wenig Kalorien – sprich: man hungert! Dass dann keine gute Laune aufkommt, wundert nicht. Wenn man darüber hinaus deutlich mehr Eiweiß zu sich nimmt, als für den Aufbau von Körperstrukturen nötig wäre, stellt der Körper daraus in großem Stil Blutzucker her. Doch dann braucht er für die Verwertung natürlich auch wieder größere Mengen Insulin. Zugleich fährt der Körper innerhalb von wenigen Tagen seine Kapazität hoch, Aminosäuren für die Energiegewinnung zu nutzen – was bleibt ihm auch anderes übrig, wenn er weder mit Kohlenhydraten noch mit Fett, noch mit Ketonkörpern ausreichend versorgt wird? Der hohe Insulinspiegel bremst die Fettverwertung aus dem Speck, den man so gerne loswerden würde, und auch die Herstellung von Ketonkörpern. Das allein würde schon erklären, warum man sich schlapp, unkonzentriert und übellaunig fühlt. Hinzu kommt aber, dass viel Ammoniak entsteht, wenn übergroße Mengen Eiweiß verwertet werden müssen – und das bewirkt im Gehirn ähnlich »dämpfende« Effekte wie Alkohol. Das Schlimmste an der Sache: Die ganze Qual nützt nicht einmal was. Denn in dieser Stoffwechsellage nimmt man zwar ab, verliert aber vor allem Muskelgewebe!

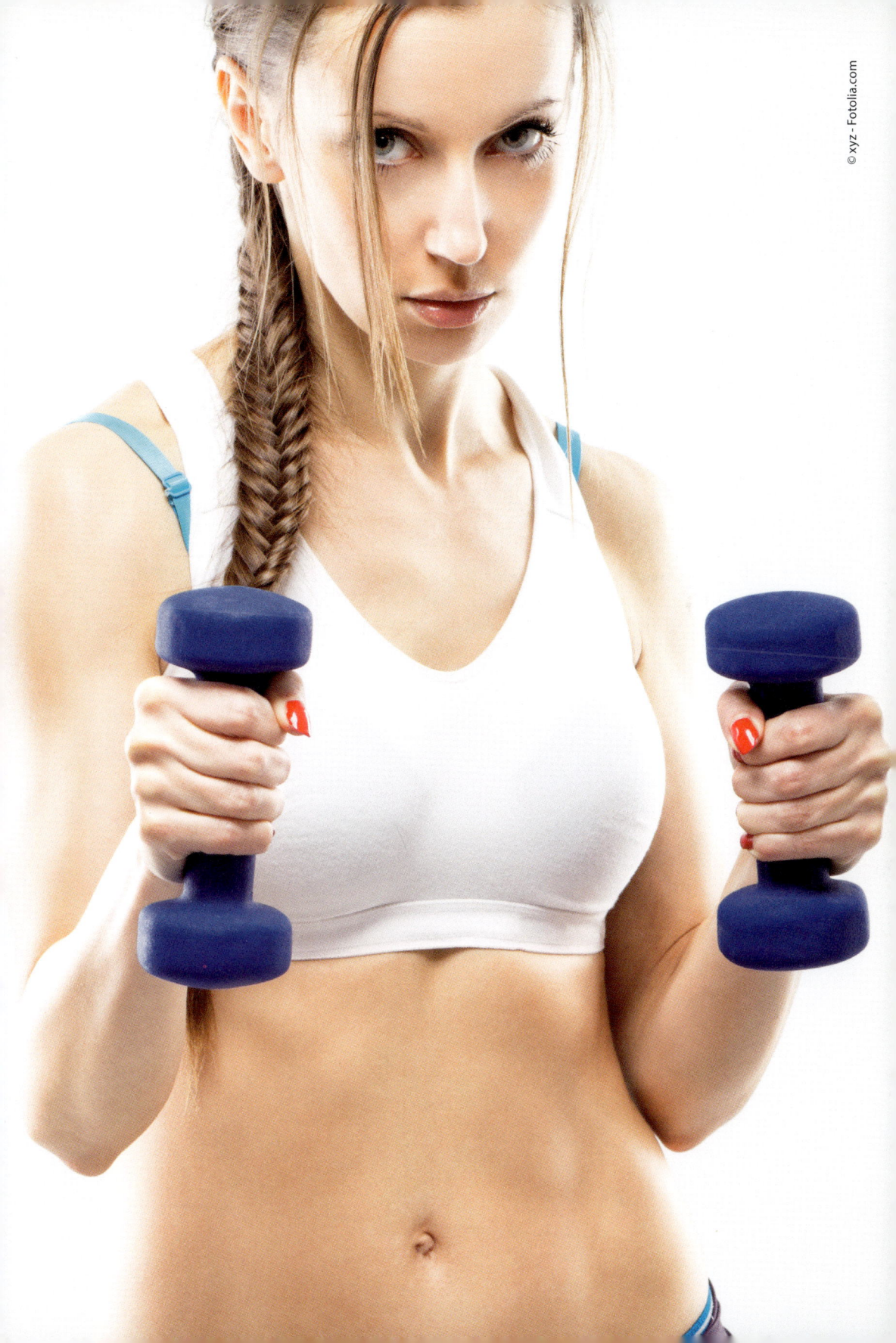

Kapitel 14

Ihr Ziel: Weniger Fett und mehr Muskeln

Das Wichtigste für Ungeduldige

Wenn Sie von Ihrer Wampe genug haben und den Speck in Muskelmasse verwandeln wollen, dann lesen Sie sich unbedingt auch Kapitel 13 durch – die meisten der dort geschilderten Prinzipien betreffen Sie genauso. Mit einer Ausnahme: Sie wollen den Stoffwechsel so beeinflussen, dass er nicht nur auf Abbau getrimmt ist (von Fett), sondern auch auf Aufbau (von Muskelmasse). Um diese Quadratur des Kreises zu schaffen, müssen Sie ein wenig tricksen.

Wenn Sie Fett verlieren wollen, müssen Sie »unterkalorisch« essen, also weniger Energie zu sich nehmen, als Sie verbrauchen. Als Neuling an den Hanteln werden Sie anfangs auch in dieser abbauenden Stoffwechsellage Muskelmasse zulegen, aber damit ist es schon nach wenigen Monaten vorbei. Dann müssten Sie massivste hypertrophe Reize setzen, um überhaupt noch ein Plus an Muskelmasse zu erreichen. Viel effektiver ist es dagegen, Training und Ernährung in Intervallen aufzubauen.

Die Trainingsbausteine für Fettab- und Muskelmasseaufbau

Hypertrophietraining, einmal pro Jahr vier bis sechs Wochen Kraftausdauertraining, Dehnen, Ausdauertraining

Ihr Trainingsprogramm unterscheidet sich nicht von dem anderer Sportler mit dem Ziel, Muskelmasse aufzubauen (Kapitel 10). Nur das Ausdauertraining ist für Sie kein Bonus, sondern ein wichtiger Baustein, um neben der Regenerationsfähigkeit auch die Fettverbrennung zu verbessern und zudem das Herz-Kreislauf-System zu trainieren. Sie sollten darauf nicht verzichten, weil Übergewicht meist auch Arteriosklerose mit sich bringt und dadurch das Risiko von Herzinfarkten und Schlaganfällen erhöht. Studien zeigen, dass durch schweißtreibenden Sport bereits vorhandene Ablagerungen weniger anfällig für Entzündungen sind und nicht so leicht reißen (durch Risse entstehen Thrombosen, die einen Herzinfarkt oder Schlaganfall auslösen können). Sie bauen sich durch das Training sogar teilweise wieder ab.

Die Ernährung für Fettab- und Muskelmasseaufbau

Abnehmphase: LOGI-Methode mit 10 bis 15 Prozent Kohlenhydraten, Eiweiß: 2 bis 2,5 g/kg Körpergewicht, dazu 3 Gramm Omega-3-Fettsäuren (DHA und EPA gemischt)

Aufbauphase: LOGI-Methode mit 15 bis 30 Prozent Kohlenhydraten, Eiweiß: 1,4 bis 1,8 g/kg Körpergewicht, dazu 2 bis 3 Gramm Omega-3-Fettsäuren (DHA und EPA gemischt)

Sie beginnen mit der Abnehmphase (Details in Kapitel 13) und bauen währenddessen Ihr Krafttraining auf. Wenn Sie dann nach acht bis zwölf Wochen ins Hypertrophietraining einsteigen können, gehen Sie parallel in die erste Aufbauphase. Währenddessen essen Sie acht bis zwölf Wochen lang nicht nur anders, sondern nehmen auch insgesamt mehr Energie zu sich. Während Sie in der Abnehmphase idealerweise etwa 500 Kalorien unter Ihrem Verbrauch bleiben sollten, liegen Sie in der Aufbauphase etwa 200 bis 500 Kalorien über Ihrem Verbrauch.

Aber Sie müssen natürlich auch hart trainieren, um den Aufbau an Muskelmasse stark anzuregen. Sie werden in dieser Zeit wieder Gewicht zulegen, aber wenn Sie wirklich effektiv trainieren und trotz des erlaubten Kalorienüberschusses weiter bewusst essen, werden 70 bis 90 Prozent von dem Plus auf der Waage Muskelgewebe sein und nur der Rest Fett.

Das werden Sie dann in der nächsten Abnehmphase leicht wieder los, die sechs bis acht Wochen dauern sollte. Auch wenn Sie in dieser Zeit keinen Zuwachs an Muskelmasse erwarten können, dürfen Sie das Krafttraining nicht vernachlässigen! Nur durch die Arbeit an den Gewichten bleibt Ihnen die in der Aufbauphase zugelegte Muskelmasse erhalten, während das Fett immer weniger wird.

In diesem Rhythmus trainieren Sie so lange weiter, bis der Körperfettanteil Ihren Wünschen entspricht. Anschließend widmen Sie sich nur noch dem Aufbautraining – bis Sie schließlich Ihre Traumfigur erreicht haben.

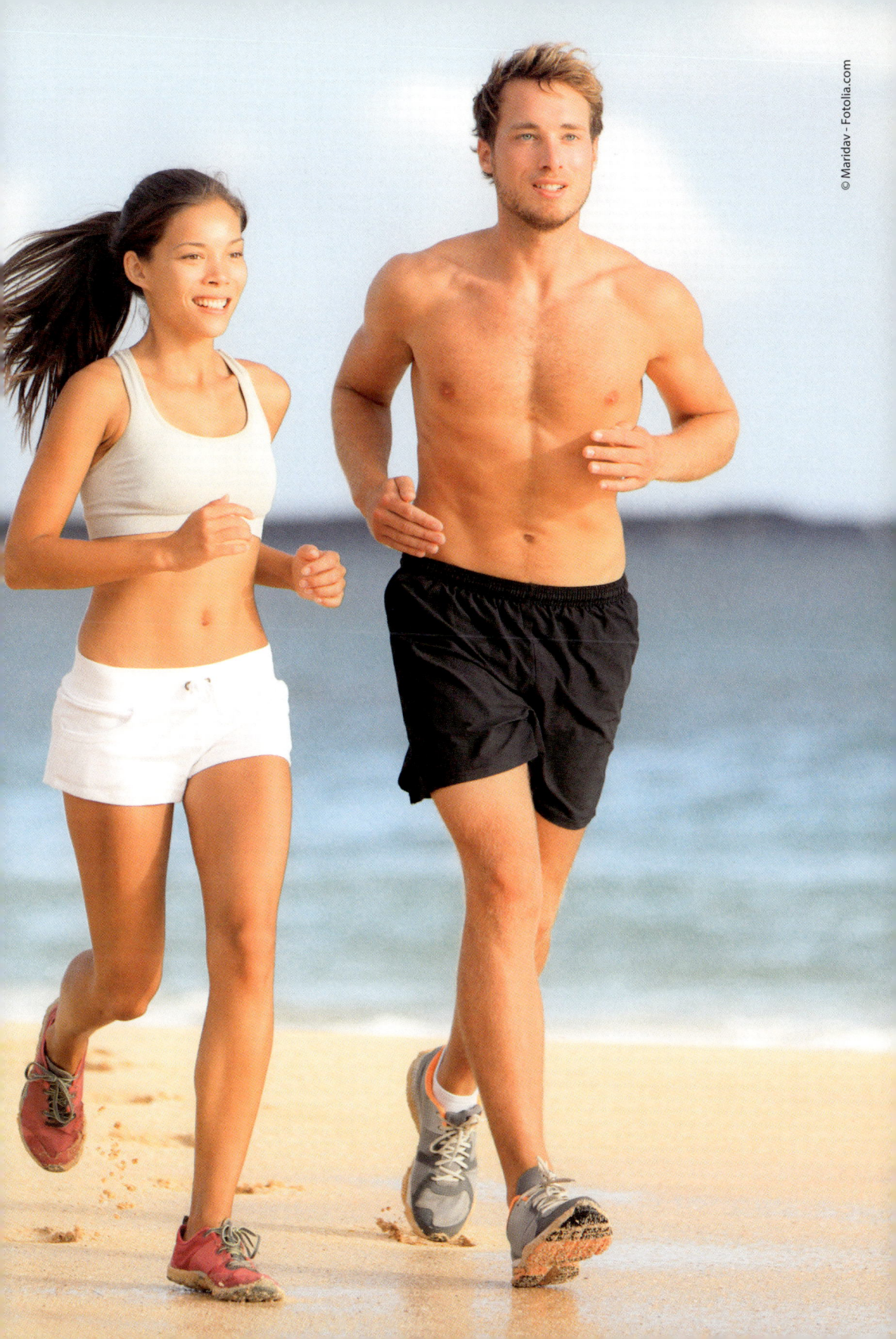

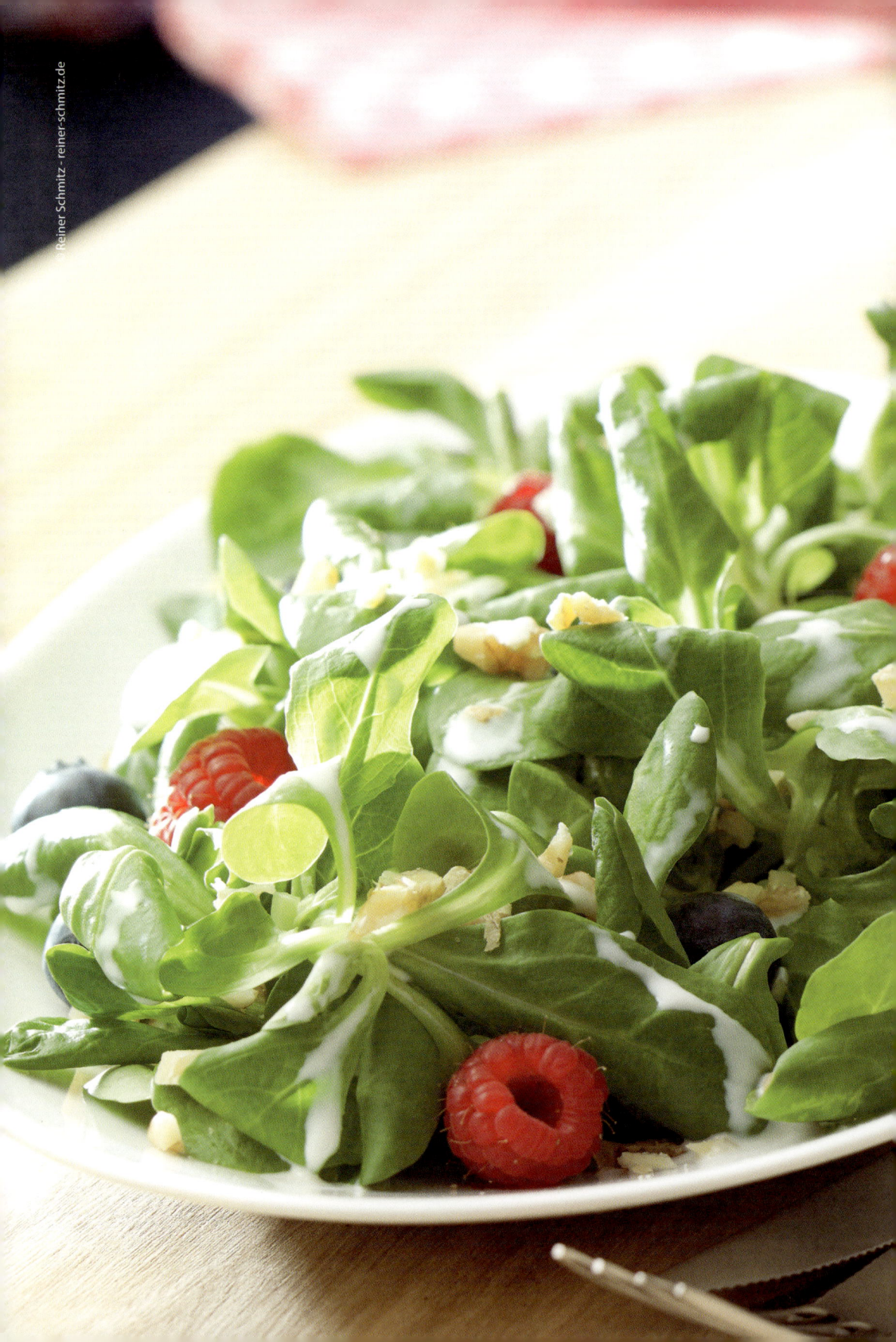

[Teil 4]
Rezepte

Proteinreicher Limetten-Minze-Shake

Für 1 Person

- 20 g Kokosflocken
- ½ Apfel
- 1 Limette
- 8–10 Minzblättchen
- 1 TL Honig
- 150 ml Milch (1,5 % Fett)
- 150 g Joghurt (1,5 % Fett)
- 2 EL Eiweißpulver (neutral)
- 4–5 Eiswürfel

Kokosflocken gerade so mit Wasser bedecken und 10 Minuten quellen lassen. Apfel schälen und klein würfeln. Limette auspressen. Minze waschen. Kokosflocken, Apfel, Minze, Limettensaft und Honig in den Mixer geben und pürieren. Milch, Joghurt, Eiweißpulver und Eiswürfel dazugeben und auf höchster Stufe 30 Sekunden mixen.

Tipp: Wenn Sie den Shake zur Muskelregeneration nach dem Training trinken, dann lassen Sie die Kokosflocken weg und nehmen stattdessen einen ganzen Apfel.

Nährwerte: 1 Portion (560 g) = 435 kcal, 30 g Eiweiß, 20 g Fett, 29 g Kohlenhydrate

Stracciatella-Orangen-Quark

1 Person

- 250 g Magerquark
- 20 ml Wasser mit Kohlensäure
- 1 kleine Orange (140 g) mit Schale oder 1 TL unbehandelte Orangenschale
- 10 g geraspelte Zartbitterschokolade
- ½ TL Zimt
- 1 EL Orangensaft
- 10 g weißes Mandelmus
- 10 g Kokoschips

Quark mit Wasser cremig rühren. Orange waschen. So viel von der Schale abreiben, dass es 1 TL ergibt. Anschließend die Orange komplett schälen, mitsamt der weißen Haut. Das Fruchtfleisch würfeln.

Schokoladenraspel, Zimt, Orangensaft und Mandelmus unter den Quark rühren. Kokoschips ohne Fett in einer Pfanne anrösten, bis sie Farbe annehmen. Orangenstücke darauf verteilen und mit Kokoschips bestreuen.

Nährwerte: 1 Portion (410 g) = 410 kcal, 38 g Eiweiß, 16 g Fett, 26 g Kohlenhydrate

Rindersteak mit Birnen-Gorgonzola-Sauce und Rote-Bete-Salat

Für 1 Person

- 150 g gekochte Rote Bete (vakuumverpackt)
- 20 g Gorgonzola
- 50 g Birnen
- 1 TL (5 g) Rapsöl
- 180 g Rindersteak
- 5 g Butter
- 20 ml Milch (3,5 % Fett)
- 1 EL Weißwein
- 2 EL Aceto balsamico (hell)
- 1 TL Thymianblättchen
- 1 TL (5 g) Olivenöl
- Salz und schwarzer Pfeffer aus der Mühle nach Geschmack

Rote Bete waschen und in 2 cm dicke Würfel schneiden. Gorgonzola würfeln. Birnen schälen, vom Kerngehäuse befreien und in 1 cm dicke Würfel schneiden. Rapsöl in einer beschichteten Pfanne erhitzen. Steak mit Pfeffer und Salz würzen und auf beiden Seiten 3 bis 4 Minuten anbraten. Währenddessen in einem kleinen Topf die Butter schmelzen. Birnenwürfel bei niedriger Hitzezufuhr darin 5 bis 6 Minuten anschwitzen. Gorgonzolawürfel dazugeben und unter Rühren schmelzen. Milch und Weißwein vorsichtig eingießen und die Sauce gut rühren. Kurz aufkochen und 1 Minute bei niedriger Hitze weitergaren. Das Fleisch in Alufolie wickeln und eine Minute ruhen lassen. Essig, 1 Prise Salz, Thymian und Öl gut verrühren und über die Rote Bete gießen. Mit Salz würzen. Gorgonzola-Birnen-Sauce über das Steak gießen und mit Rote Bete servieren.

Nährwerte: 1 Portion (475 g) = 585 kcal, 47 g Eiweiß, 33 g Fett, 22 g Kohlenhydrate

Putenbrust mit Fenchel-Orangen-Salat

Für 1 Person

- 250 g Fenchel (essbarer Anteil)
- 70 g Orange (geschält gewogen)
- 20 g rote Zwiebeln
- 25 g schwarze Oliven (entsteint, in Wasser)
- 150 g Putenbrust
- 1 TL Rapsöl

Für das Dressing:
- Saft von ½ Zitrone
- ½ TL Senf (mild)
- 1 Msp. Sambal Oelek
- 2 TL Olivenöl
- 1 EL Milch (1,5 % Fett)
- Salz und Cayennepfeffer nach Geschmack

Vom Fenchel das Grün abschneiden. Die Knolle putzen und waschen und in dünne Scheiben schneiden oder hobeln. Orange mitsamt der weißen Haut schälen und in Scheiben schneiden. Zwiebel abziehen und in feine Ringe schneiden. Oliven abtropfen lassen und halbieren. Alle Zutaten vermischen. Pute kalt abbrausen, trocken tupfen und mit Cayennepfeffer beidseitig würzen. Rapsöl in einer beschichteten Pfanne erhitzen und das Putenfleisch von beiden Seiten bei niedriger Hitzezufuhr in 10 bis 12 Minuten durchbraten. Anschließend salzen.

Für das Dressing Zitronensaft, 1 Prise Salz, Senf, Sambal Oelek, Olivenöl und Milch in einem Schraubglas gut verschütteln und über den Salat gießen. Nach Geschmack mit Salz würzen. Putenbrust mit dem Salat genießen.

Nährwerte: 1 Portion (590 g) = 490 kcal, 44 g Eiweiß, 25 g Fett, 19 g Kohlenhydrate

Curryhuhn in fruchtigen Asiamöhren

Für 1 Person

- 150 g Möhren
- 70 g säuerlicher Äpfel, z. B. Pink Lady
- 70 g Bleichsellerie
- 150 g Hähnchenbrustfilet
- 1 TL Currypulver (scharf)
- 3 TL (15 g) Erdnussöl
- 1 TL frisch geriebener Ingwer
- 100 ml Kokosmilch
- Salz nach Geschmack

Möhren schälen und in 0,5 cm dicke Scheiben schneiden. Apfel schälen, vom Kerngehäuse befreien und in 2 cm dicke Würfel schneiden. Sellerie vom Grün befreien und in 1 cm dicke Scheiben schneiden. Hähnchenbrust kalt abbrausen, trocken tupfen, in 3 cm breite Medaillons schneiden. Fleisch kräftig mit ½ TL Currypulver würzen. 1 TL Erdnussöl in einer beschichteten Pfanne erhitzen, Fleisch darin 6 bis 7 Minuten anbraten und salzen. Währenddessen in einer anderen Pfanne das restliche Öl erhitzen. ½ TL Currypulver und Ingwer darin anrösten. Möhren- und Selleriescheiben hineingeben und 7 bis 8 Minuten bei mittlerer Hitzezufuhr anbraten. Dann Apfelwürfeln dazugeben und weitere 2 bis 3 Minuten mitbraten. Mit Kokosmilch ablöschen. Fleisch dazugeben und alles zusammen weitere 3 bis 4 Minuten köcheln lassen.

Nährwerte: 1 Portion (565 g) = 565 kcal, 42 g Eiweiß, 35 g Fett, 20 g Kohlenhydrate

Putenbrust mit lauwarmer Avocado-Tomaten-Sauce

Für 1 Person

- 180 g Putenbrust
- 1 TL Mehl
- 1 TL Rapsöl
- 150 g Strauchtomaten
- 60 g Avocado (geschält gewogen)
- 3 TL Zitronensaft
- 1 Knoblauchzehe
- 60 g Sahne
- 20 ml Milch (3,5 % Fett)
- ½ TL Tabasco
- Salz und schwarzer Pfeffer aus der Mühle nach Geschmack

Putenbrust kalt abbrausen, trocken tupfen und mit dem Mehl bestäuben. Öl in der Pfanne erhitzen und das Fleisch darin in 12 bis 14 Minuten goldbraun durchbraten. Anschließend mit Salz und Pfeffer würzen. In der Zwischenzeit Tomaten waschen, halbieren, aushöhlen und sehr klein würfeln. Avocado halbieren, den Kern entfernen, das Fruchtfleisch herauslöffeln und mit 2 TL Zitronensaft beträufeln. Knoblauch abziehen und in die Avocado auspressen. Avocado, Knoblauch, Sahne und Milch pürieren. Tabasco und 1 TL Zitronensaft hinzufügen. Mit Salz würzen. Tomaten unterrühren. Avocado-Tomaten-Sauce kurz vor dem Servieren in einem kleinen Topf erwärmen, jedoch nicht kochen! Sauce über das Fleisch geben.

Nährwerte: 1 Portion (521 g) = 626 kcal, 49 g Eiweiß, 41 g Fett, 14 g Kohlenhydrate

Kürbis-Hack-Pfanne mit Feta

Für 1 Person

- 250 g Hokkaidokürbis
- 3 TL Olivenöl
- 15 g rote Zwiebeln
- 125 g Rinderhackfleisch
- 150 g passierte Tomaten
- 15 g Tomatenmark
- 2 TL getrocknete italienische Kräuter
- 50 g Feta

Backofen auf 200° (Umluft 180°) vorheizen. Kürbis waschen, halbieren und die Kerne herauslöffeln. Fruchtfleisch in 2 cm dicke Würfel schneiden. Kürbiswürfel in einer Auflaufform verteilen, mit 1 TL Öl einpinseln und im Ofen (Mitte) 10 bis 15 Minuten backen. In der Zwischenzeit Zwiebel abziehen und fein würfeln. 2 TL Öl in einer beschichteten Pfanne erhitzen. Hackfleisch darin krümelig anbraten. Zwiebelwürfel dazugeben und 3 bis 4 Minuten mitgaren. Mit Salz und Pfeffer würzen. Passierte Tomaten, Tomatenmark und die Kräuter dazugeben und 20 Minuten bei niedriger Hitzezufuhr köcheln lassen. Kürbiswürfel zum Fleisch geben und 5 Minuten mitgaren. Feta zerbröckeln und über die Kürbis-Hack-Pfanne streuen. Sofort servieren.

Nährwerte: 1 Portion (620 g) = 615 kcal, 39 g Eiweiß, 42 g Fett, 21 g Kohlenhydrate

Lachs-Gemüse-Buletten

Für 1 Person

- 100 g frischer Lachs
- 80 g Zucchini
- 80 g Möhren
- ½ Bund Blattpetersilie
- 200 g Salatgurken
- 1 Ei (Größe M)
- 10 g Instanthaferflocken
- 1 TL Senf (mild)
- 1 EL Rapsöl

Für das Dressing:
- 100 g saure Sahne
- Saft von ½ Zitrone
- Salz nach Geschmack

Lachs kalt abbrausen und in 1 cm dicke Würfel schneiden. Zucchini waschen, Möhren schälen, beide fein raspeln, salzen in einem Sieb 10 Minuten ziehen lassen. Petersilie waschen und fein hacken. Gurken schälen und fein hobeln. Zucchini und Möhren mit den Händen die Flüssigkeit auspressen. Das Gemüse mit Lachs, Ei, Haferflocken, Petersilie und Senf verrühren. Mit Salz würzen. Öl in einer beschichteten Pfanne erhitzen. Mit einem Esslöffel aus der Lachs-Gemüse-Masse Buletten formen und im Öl von beiden Seiten 2 bis 3 Minuten anbraten (der Lachs darf innen etwas roh bleiben). Für das Dressing die saure Sahne mit Zitrone und Salz verrühren und zu den Gurken geben. Gurkensalat mit Lachs-Gemüse-Buletten servieren.

Nährwerte: 1 Portion (675 g) = 590 kcal, 36 g Eiweiß, 39 g Fett, 21 g Kohlenhydrate

Gebratener Kabeljau auf buntem Paprikagemüse

Für 1 Person

- 100 g grüne Paprika
- 100 g rote Paprika
- 100 g gelbe Paprika
- 2 EL Rapsöl
- 1 TL Rosmarinnadeln
- 200 g Kabeljau
- ein paar Spritzer Zitronensaft
- Meersalz, Cayennepfeffer und schwarzer Pfeffer aus der Mühle

Paprikas waschen, entkernen und in 1 cm breite Stifte schneiden. 1 EL Öl in einer Pfanne erhitzen und Paprikastifte darin 10 bis 12 Minuten anbraten. Rosmarin dazugeben. Mit Meersalz und Cayennepfeffer würzen. In der Zwischenzeit den Fisch kalt abbrausen, trocken tupfen, mit Zitronensaft beträufeln und mit Salz und schwarzem Pfeffer würzen. Das restliche Öl in einer weiteren Pfanne erhitzen und den Fisch von beiden Seiten bei mittlerer Hitzezufuhr in 10 Minuten goldbraun anbraten. Fisch auf Paprikagemüse servieren.

Nährwerte: 1 Portion (525 g) = 450 kcal, 39 g Eiweiß, 26 g Fett, 15 g Kohlenhydrate

Viktoriabarsch auf mediterranem Gemüse

Für 1 Person

- 10 g Pinienkerne
- 200 g Viktoriabarschfilet
- ein paar Spritzer Zitronensaft
- 300 g Auberginen
- 150 g braune Champignons
- 30 g rote Zwiebeln
- 20 g schwarze Oliven (entsteint, in Wasser)
- 1 EL Olivenöl
- 1 TL Oregano (getrocknet)
- 15 g Tomatenpesto
- 1 EL Rapsöl
- Salz und bunter Pfeffer aus der Mühle nach Geschmack

Pinienkerne in einer beschichteten Pfanne ohne Fett anrösten, bis sie duften. Fisch kalt abbrausen, mit Zitronensaft beträufeln. Auberginen waschen und in 1 cm dicke Scheiben schneiden. Scheiben halbieren. Champignons putzen und halbieren, größere Köpfe vierteln. Zwiebeln abziehen und in Ringe schneiden. Oliven abtropfen und halbieren. Olivenöl in einer beschichteten Pfanne erhitzen, Zwiebeln darin andünsten. Dann Auberginen und Champignons dazugeben und 8 bis 10 Minuten braten. Oliven hinzufügen, mit Oregano, Salz und Pfeffer würzen. Zum Schluss Pesto und Pinienkerne untermischen und 1 Minute mitgaren. Währenddessen in einer anderen Pfanne das Rapsöl erhitzen und den Fisch darin in 8 bis 10 Minuten von beiden Seiten goldbraun anbraten. Mit Salz und Pfeffer würzen. Fisch auf mediterranem Gemüse servieren.

Nährwerte: 1 Portion (745 g) = 565 kcal, 48 g Eiweiß, 36 g Fett, 12 g Kohlenhydrate

Schnelle Paprika-Tomaten-Salsa mit Garnelen

Für 1 Person

- 125 g rote Spitzpaprika
- 125 g grüne Spitzpaprika
- ½ rote Chilischote
- 1 Frühlingszwiebel
- 1 Knoblauchzehe
- 4 Basilikumblätter
- 3 TL (15 g) Olivenöl
- 150 g geschälte Tomaten aus der Dose
- ein paar Tropfen Tabasco
- 10 g Ajvar
- 1 TL Zitronensaft
- 1 EL Rapsöl
- 180 g Garnelen (frisch oder TK)
- Salz nach Geschmack

Paprikas waschen, entkernen und in 1 cm dicke Würfel schneiden. Chilischote waschen, halbieren, die Samen herauskratzen und in feine Ringe schneiden. Frühlingszwiebel waschen und ebenfalls in feine Ringe schneiden. Knoblauch abziehen und auspressen. Basilikum waschen, trocken tupfen und klein hacken.

In einem Topf das Olivenöl erhitzen. Knoblauch, Chili und Frühlingszwiebel darin andünsten. Paprika hinzufügen und 6 bis 7 Minuten anbraten. Tomaten, Tabasco, Ajvar, Basilikum und Zitronensaft dazugeben. Mit Salz würzen und 10 Minuten köcheln lassen. In der Zwischenzeit die Garnelen kalt abbrausen, trocken tupfen und salzen. In einer Pfanne das Rapsöl erhitzen. Garnelen darin rundum 4 bis 5 Minuten anbraten und mit der Tomatensalsa servieren.

Nährwerte: 1 Portion (660 g) = 525 kcal, 42 g Eiweiß, 30 g Fett, 20 g Kohlenhydrate

Kürbis-Erbsen-Auflauf

Für 1 Person

- 300 g Hokkaidokürbis
- 1 Ei (Größe M)
- 60 g Sahne
- Blättchen von 1 Thymianzweig
- 50 g geriebener Parmesan
- 5 g Butter
- 50 g Erbsen (TK)
- Auflaufform (18 cm Durchmesser)
- Salz, Pfeffer und Cayennepfeffer nach Geschmack

Backofen auf 180° (Umluft 160°) vorheizen. Kürbis waschen, Kerne herauslöffeln und das Fruchtfleisch in 2 cm dicke Würfel schneiden. Ei mit Sahne, Thymian, etwas Cayennepfeffer, Salz und der Hälfte des Parmesans verquirlen. Auflaufform mit etwas Butter einfetten. Kürbis und Erbsen gleichmäßig darin verteilen. Mit Salz und Pfeffer würzen. Die Eimasse darüber gießen. Den restlichen Parmesan und Butterflöckchen darauf verteilen.

Im Ofen (Mitte) 35 bis 40 Minuten backen.

Nährwerte: 1 Portion (525 g) = 645 kcal, 33 g Eiweiß, 47 g Fett, 22 g Kohlenhydrate

Tofu-Kichererbsen-Curry

Für 1 Person

- 80 g Kichererbsen (aus der Dose)
- 1 Frühlingszwiebel
- 1 kleiner Zucchino
- 1 Lauchstange
- 1 Möhre
- 150 g Tofu
- 15 g Kokosöl
- 1 TL frisch geriebener Ingwer
- ½ TL Kurkuma
- 1 TL Currypaste
- 100 ml Gemüsebrühe
- 100 ml Kokosmilch
- ½ Bund frischer Koriander
- Salz nach Geschmack

Kichererbsen abtropfen. Frühlingszwiebel waschen und in Ringe schneiden. Zucchino waschen und in Scheiben schneiden. Das Grün vom Lauch abschneiden, die Stange in Scheiben schneiden und waschen. Möhre schälen und in 1 cm dicke Scheiben schneiden. Tofu abtropfen lassen und in mundgerechte Stücke schneiden.

Öl in einer Pfanne erhitzen. Frühlingszwiebel, Ingwer, Kurkuma und Currypaste darin 1 Minute anbraten. Zucchini, Lauch, Möhre hinzufügen und 3 bis 4 Minuten braten. Dann Tofu dazugeben und 2 Minuten mitbraten. Mit Gemüsebrühe und Kokosmilch ablöschen und 10 Minuten köcheln lassen. Koriander waschen und klein zupfen. Zum Schluss Kichererbsen und Koriander zum Curry geben und 1 Minute weitergaren. Das Ganze nach Geschmack mit Salz nachwürzen.

Nährwerte: 1 Portion (700 g) = 655 kcal, 33 g Eiweiß, 48 g Fett, 24 g Kohlenhydrate

Eiermaki mit Asiasalat

Für 1 Person

- 2 Eier (Größe M)
- 1 TL Chilisauce (süß-scharf)
- 5 g Butter
- 50 g Lachssashimi (alternativ geräucherter Lachs)
- 25 g Frischkäse (Magerstufe)
- ½ TL Wasabipaste

Für den Salat:
- 100 g Möhren
- 100 g Weißkohl
- 50 g Mungobohnensprossen
- Saft von 1 Limette
- 1 EL Sojasauce (mild)
- ½ TL frisch geriebener Ingwer
- 1 EL (10 g) Sesamöl
- 1 TL (5 g) gerösteter Sesam

Für die Maki:
- 1–2 EL Sojasauce
- 10 g eingelegter Ingwer
- etwas Wasabi
- Salz nach Geschmack

Eier mit etwas Salz und Chilisauce verquirlen. Butter in einer beschichteten Pfanne zerlassen. Eier hineingeben und ein Omelett ausbacken. Omelett erkalten lassen. Lachs in 2 cm breite Streifen schneiden. Omelett zur Hälfte mit Frischkäse bestreichen. Lachsstreifen in die Mitte des Omeletts legen, mit Wasabi bestreichen und fest einrollen. Aus der Eierrolle sechs gleich große Maki schneiden. Möhren schälen und in sehr feine Stifte schneiden. Weißkohl waschen und in feine Streifen schneiden. Gemüsestreifen salzen und 5 Minuten stehen lassen. Mungobohnensprossen waschen und mit den Gemüsestreifen mischen. Für das Dressing Limettensaft, Sojasauce, Ingwer und Sesamöl verrühren und über den Salat geben. Sesam darüber streuen. Eiermaki mit Sojasauce, eingelegtem Ingwer, Wasabi und Asiasalat servieren.

Nährwerte: 1 Portion (555 g) = 570 kcal, 36 g Eiweiß, 39 g Fett, 18 g Kohlenhydrate

Brokkolifrittata

Für 1 Person

- 250 g Brokkoliröschen
- 1 Liter Gemüsebrühe
- 50 g Ziegenkäserolle (45 % Fett i. Tr.)
- 3 Eier (Größe M)
- 10 g Butter
- Salz und schwarzer Pfeffer aus der Mühle nach Geschmack
- feuerfeste Pfanne

Backofen auf 200° Ober- und Unterhitze (180° Umluft) vorheizen. Brokkoli in Röschen zerlegen, putzen und in der Gemüsebrühe 10 Minuten garen. In der Zwischenzeit den Käse klein würfeln. Die Eier verquirlen, Käse unterrühren und mit Salz und Pfeffer würzen. Brokkoliröschen gut absieben und mit dem Stabmixer pürieren. Brokkolipüree mit der Eimasse gut verrühren. Butter in einer beschichteten Pfanne erhitzen und Brokkoli-Ei-Masse hineingeben. 4 bis 5 Minuten bei mittlerer Hitzezufuhr stocken lassen. Anschließend die Pfanne in den Ofen (oben) stellen und weitere 20 Minuten backen.

Nährwerte: 1 Portion (490 g) = 562 kcal, 42 g Eiweiß, 41 g Fett, 8 g Kohlenhydrate

Fruchtiger Hüttenkäsesalat mit Minze

Für 1 Person

- 15 g Pinienkerne
- 50 g Romanasalat
- 50 g Chicorée
- 70 g Orangen
- 10 g Frühlingszwiebeln
- 50 g Avocado (geschält gewogen)
- Saft von ½ Limette
- 3 frische Minzeblättchen
- 200 g Hüttenkäse (Magerstufe)
- 1 EL Olivenöl
- Salz

Pinienkerne in einer beschichteten Pfanne ohne Fett anrösten. Romanasalat waschen und in 1 cm breite Streifen schneiden. Chicoréeblätter waschen und ebenfalls in 1 cm breite Streifen schneiden. Orangen mit samt der weißen Haut schälen und in 1 cm breite Scheiben schneiden. Scheiben nochmals vierteln. Frühlingszwiebel waschen und in feine Ringe schneiden. Avocado halbieren, den Kern herauslösen, das Fruchtfleisch vorsichtig mit einem Löffel heraushöhlen, klein würfeln und mit Limettensaft beträufeln. Minze waschen und fein hacken. Hüttenkäse mit Limettensaft und Öl verrühren und dezent mit Salz würzen. Salat, Chicorée, Orange, Zwiebeln, Avocado und Minze in den Hüttenkäse rühren. Pinienkerne drüberstreuen.

Nährwerte: 1 Portion (535 g) = 535 kcal, 34 g Eiweiß, 34 g Fett, 18 g Kohlenhydrate

Bunte Rohkostschiffchen mit Thunfischcreme

Für 1 Person

- ½ grüne Paprika
- ½ rote Paprika
- 50 g Chicorée
- 100 g Strauchtomaten
- 10 g Frühlingszwiebeln
- ¼ Bund Blattpetersilie
- 20 g Kapern (aus dem Glas)
- 1 Knoblauchzehe
- 150 g Thunfisch (aus der Dose, im eigenen Saft)
- 150 g Frischkäse (45 % Fett i. Tr.)
- 1–2 TL Zitronensaft
- 1 TL Olivenöl
- Salz und Pfeffer nach Geschmack

Paprikas waschen, entkernen und vierteln, Chicoréeblätter waschen. Tomaten waschen, halbieren, aushöhlen und sehr klein schneiden. Frühlingszwiebeln waschen und in feine Ringe schneiden. Petersilie waschen und fein hacken. Kapern abtropfen lassen. Knoblauchzehe abziehen und auspressen. Thunfisch abtropfen lassen, zerdrücken, mit Frischkäse, Knoblauch, Zitronensaft verrühren und mit einem Stabmixer pürieren. Olivenöl untermischen und mit Salz und Pfeffer würzen. Tomaten, Zwiebelringe, Kapern und Petersilie unterheben. Die Paprikaspalten mit der Thunfischcreme füllen.

Nährwerte: 1 Portion (650 g) = 540 kcal, 59 g Eiweiß, 27 g Fett, 13 g Kohlenhydrate

Rote Bete auf Roastbeef und Kräutercreme

Für 1 Person

- 200 g gekochte Rote Bete (vakuumverpackt)
- 150 g Roastbeef in Scheiben

Für die Creme:
- 80 g Schmand
- 50 g Quark (Halbfettstufe)
- 20 g Sahne
- 1 TL Olivenöl
- 2 EL gehackte frische Kräuter (Schnittlauch, Petersilie, Kerbel, Basilikum ...)
- 1 TL Zitronensaft
- Salz und bunter Pfeffer aus der Mühle
- Kresse zum Garnieren

Rote Bete waschen und in feine Scheiben hobeln. Roastbeefscheiben fächerartig auf einen flachen Teller legen. Rote Bete ebenfalls fächerartig darauf verteilen. Für die Creme Schmand, Quark, Sahne, Öl, Kräuter und Zitronensaft verrühren. Mit Salz und Pfeffer abschmecken und gleichmäßig über die Rote Bete streichen. Mit Kresse bestreuen.

Nährwerte: 1 Portion (525 g) = 585 kcal, 45 g Eiweiß, 36 g Fett, 18 g Kohlenhydrate

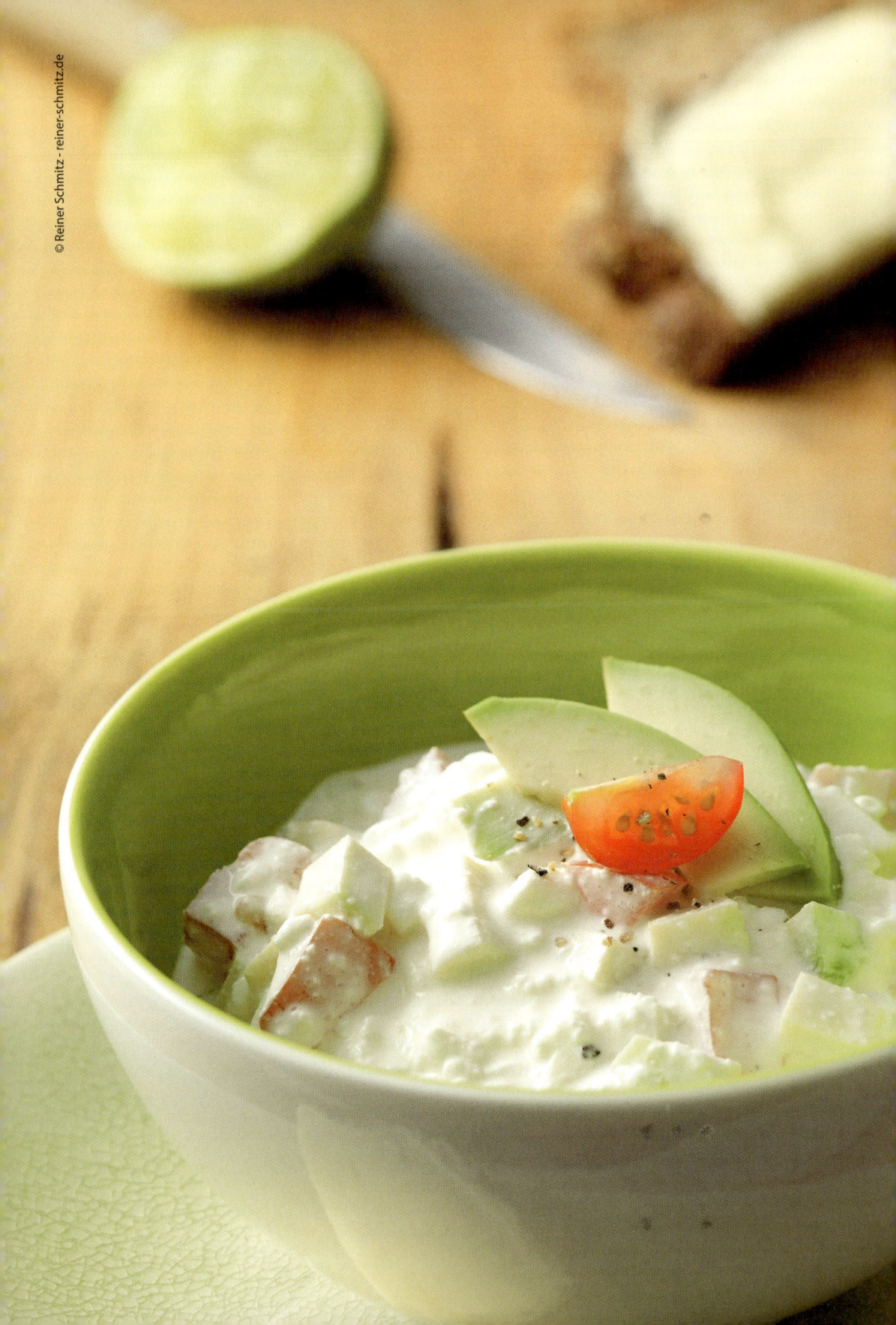

Teil 5

Eiweiß-Guide: Mehr Eiweiß – mehr Power!

Der Eiweiß-Guide ist das kompakte und übersichtliche Nachschlagewerk für alle, die wissen wollen, wo mehr Eiweiß drin steckt!

Eiweißreich essen wird somit zum Kinderspiel. Wir zeigen Ihnen über 200 eiweißreiche Lebensmittel, inklusive Leucingehalt. Und wer vor oder nach dem Training lieber auf Nahrungsergänzungen setzt, findet zusätzlich 50 im Handel und Internet erhältliche proteinreiche Riegel, Pulver und Shakes.

Eiweiß – unverzichtbar für einen schönen straffen Body

Muskeln sind sexy, sie definieren den Körper, formen und straffen ihn und sorgen für eine tolle selbstbewusste Körperhaltung. Für einen effektiven Muskelaufbau brauchen Sie einerseits einen Muskelreiz in Form von Krafttraining und andererseits das richtige »Muskelfutter« zum richtigen Zeitpunkt. Durch das Stemmen von Gewichten wird der Muskel besonders »gefräßig«. Das sollten Sie ausnutzen, denn in diesem Zustand nimmt der Muskel sehr effektiv Bausubstanz, also Eiweiß, zum Wachsen auf. Wir raten Ihnen, möglichst vor und schnell nach dem Krafttraining 20 bis 40 Gramm hochwertiges Eiweiß zuzuführen. Damit dieses ungehindert und schnell den Zielort Muskelzelle erreichen kann, sollten Sie außerdem darauf achten, die zugeführte Mahlzeit fett- und ballaststoffarm zu gestalten.

20 bis 25 Gramm Eiweiß stecken in:

- 650 ml fettarmer Milch oder Buttermilch
- 150 g Magerquark
- 125 bis 150 g mageres Fleisch und Geflügel
- 150 bis 200 g magerer Fisch

Star-Aminosäure Leucin übernimmt Kommando beim Muskelaufbau!

Leucin ist unverzichtbar beim Abnehmen und beim Muskelaufbau. Zum einen schützt sie die kalorienverbrennenden Muskeln während einer Diät. Zum anderen sorgt sie dafür, dass Muskeln reichlich Futter zum Wachsen bekommen. Darüber hinaus wirkt Leucin als Signalgeber in der Muskelzelle und bewirkt einen gesteigerten Eiweißaufbau. Die besten Leucinquellen sind Fleisch, Fisch, Eier und Käse (siehe Tabelle). Nahrungsergänzungen, die speziell für den Muskelaufbau entwickelt wurden, sollten mindestens 10 Gramm Leucin auf 100 Gramm reines Eiweiß enthalten (siehe Tabelle ab Seite 150) .

Eiweiß macht schlank & satt

Mit mehr Eiweiß können Sie nicht nur absolut mehr Gewicht verlieren – sondern darüber hinaus auch »qualitativ« besser abspecken als mit einer herkömmlichen Kohlenhydratdiät: Mit anderen Worten – Sie bauen Fett ab! Das ist der erste Schritt zu einem definierten Body! Eiweiß ist darüber hinaus eine Appetit- und Hunger-bremse. Die Verwertung von Eiweiß erhöht zudem den Energieverbrauch. Es ent-steht Wärme, was die Sättigungswirkung zusätzlich verstärkt. Das ist genial, denn so sind Sie länger satt, essen folglich weniger. Auf diese Weise erreichen Sie ohne zu hungern eine negative Energiebilanz. Und das ist wichtig, wenn Sie Ihr Fett loswer-den wollen! Außerdem geht ein erhöhter Eiweißverzehr mit einer geringeren Koh-lenhydratzufuhr einher. Das hat den Vorteil, dass der Insulinspiegel auf niedrigerem Niveau bleibt, wodurch Sie besser in die Fettverbrennung kommen.

Allgemeine Hinweise zu den Tabellen

In der Tabelle finden Sie über 200 Lebensmittel und Angaben zu ihrem

- Kaloriengehalt (kcal) pro 100 Gramm (g) Lebensmittel
- Eiweißgehalt (g) pro 100 Gramm (g) Lebensmittel
- Eiweißgehalt (g) pro Portion
- Leucingehalt (g) pro 100 Gramm (g) Lebensmittel + farbliche Bewertung

Bewertung Leucingehalt:

- **Leucinreich (grün):** Lebensmittel über 1 g Leucin/100 g Lebensmittel
- **Mittlerer Leucingehalt (gelb):** Lebensmittel mit einem Leucingehalt zwischen 0,75 g bis 1,0 g/100 g Lebensmittel
- **Leucinarm (rot):** Lebensmittel mit einem Leucingehalt unter 0,75 g/100 g Lebensmittel

Quellen: Bundeslebensmittelschlüssel (BLS) 2.3.

Die Angaben der Nahrungsergänzungen wurden jeweils von der Website der Her-steller entnommen. Nährwert-Produktangaben: Stand Juni 2013.

Eiweißpräparate

Hersteller	Name	Darreichungsform	Portion (g/ml)	kcal/100 g	EW (g)	KH (g)	Fett (g)	Leucin/100 g (g)	Verzehrsempfehlung	kcal/Portion	EW (g)	KH (g)	Fett (g)
Powerbar	Protein plus 80 %	Pulver	30	367	80,0	8,0	11,6	k.A.	N	110	24,0	2,4	3,5
Powerbar	Protein Plus 92 %	Pulver	30	371	87,2	2,0	1,2	11,0	N	111	26,1	0,6	0,4
Powerbar	All in one	Pulver	60	376	38,0	50,1	0,9	3,7	N	225	22,8	30,1	0,5
Powerbar	Protein Recovery	Pulver	55	372	20,1	70,5	0,8	k.A.	N	205	11,1	38,8	0,4
Powerbar	Muscle up	Pulver	125	372	20,1	70,5	0,8	k.A.	N	465	25,1	88,1	1,0
Powerbar	Whey Isolate	Pulver	30	376	80,0	9,1	0,2	15,0	V/N	113	24,0	2,7	0,1
Multipower	Re-Charge Drink	Pulver	45	377	18,5	73,0	0,2	1,0	N	169	8,3	33,0	0,1
Body Attack	Casein Protein	Pulver	30	372	86,9	1,7	1,0	7,7	k.A.	112	26,1	0,5	0,3
Body Attack	Extreme Whey Deluxe	Pulver	30	387	82,9	16,8	6,0	8,1	V/N	116	24,9	5,0	1,8
Body Attack	Power Protein 90	Pulver	30	369	82,0	4,6	4,6	10,4	V/N	111	24,6	1,4	1,4
inkospor	X-TREME WHEY PROTEIN:	Pulver	30	354	80,0	4,7	2,0	11,3	N	106	24,0	1,4	0,6
inkospor	MUSCLE 85	Pulver	30	362	85,0	1,5	1,5	11,0	N	109	25,5	0,5	0,5
inkospor	Protein Shake	Pulver	25	329	60,0	7,5	0,7	10,1	N	82	15,0	1,9	0,2
inkospor	Pro 80	Pulver	25	368	80,0	10,0	0,8	10,0	N	92	20,0	2,5	0,2
inkospor	PRO 80® Classic Pur	Pulver	25	366	80,0	13,0	0,8	10,0	N	92	20,0	3,3	0,2
Powersystem	Whey Protein 80	Pulver	30	403	75,0	8,5	7,8	10,2	k.A.	121	22,5	2,6	2,3
Powersystem	Protein 90 plus	Pulver	30	374	88,0	2,4	1,3	8,3	N	112	26,4	0,7	0,4
Powersystem	Protein Shake	Pulver	30	371	70,0	17,0	2,2	k.A.	k.A.	111	21,0	5,1	0,7
Powersystem	Triple Whey	Pulver	30	383	76,0	7,7	4,9	10,5	k.A.	127	22,8	2,3	1,5
Powerbar	Protein Plus Minerals	Riegel	35	437	20,0	47,0	11,5	k.A.	N	154	7,0	16,5	4,1
Powerbar	Protein Plus + Carnitin	Riegel	35	395	18,5	19,3	11,5	k.A.	N	139	6,5	6,8	4,1
Powerbar	Protein reduced in carbs	Riegel	35	379	16,5	53,3	20,5	k.A.	N	133	5,8	18,7	7,2
Powerbar	Muscle up Bar	Riegel	90	390	34,4	25,0	14,3	4,2	N	351	31,0	22,5	12,9
Powerbar	Protein Plus 30 %	Riegel	55	388	30,3	43,8	10,5	k.A.	N	214	16,7	24,1	5,8
Multipower	50% Protein Bar	Riegel	50	360	50,0	25,0	9,8	k.A.	V/W/N	180	25,0	12,5	4,9
Multipower	Power Pack	Riegel	35	389	28,0	45,0	10,6	k.A.	V/W/N	136	10,0	16,0	3,7
Multipower	L-Carnitin Bar	Riegel	35	341	25,0	36,0	8,9	k.A.	V/W/N	119	8,7	13,0	3,1
Body Attack	Carb-Control Proteinriegel	Riegel	100	394	45,0	22,0	16,0	k.A.	k.A.	394	45,0	22,0	16,0
Body Attack	MET-Rx Big 100 Colossal	Riegel	100	410	32,0	43,0	14,0	k.A.	k.A.	410	32,0	43,0	14,0

Eiweißpräparate

Hersteller	Name	Darreichungsform	Portion (g/ml)	kcal/100 g	EW (g)	KH (g)	Fett (g)	Leucin/100 g (g)	Verzehrsempfehlung	kcal/Portion	EW (g)	KH (g)	Fett (g)
Body Attack	Milk Bar Proteinriegel	Riegel	35	405	25,0	46,0	13,0	k.A.	k.A.	142	8,8	16,0	4,5
inkospor	Active Blueberry-Yoghurt	Riegel	35	397	26,0	44,0	12,0	k.A.	V/W/N	139	9,1	15,0	4,0
inkospor	Protein Flash	Riegel	65	386	32,0	41,5	10,9	k.A.	V/W/N	251	20,6	27,0	7,1
inkospor	x-treme Protein XXL	Riegel	100	413	30,0	40,0	15,0	k.A.	k.A.	413	30,0	40,0	15,0
inkospor	Protein Cruncher	Riegel	65	375	34,0	29,0	11,0	k.A.	k.A.	243	22,0	19,0	7,0
Powersystem	High Protein Bar	Riegel	35	386	32,0	43,0	10,0	k.A.	k.A.	135	11,0	15,0	3,5
Powersystem	Protein Deluxe Bar	Riegel	45	425	26,0	48,0	14,0	k.A.	k.A.	191	11,0	22,0	6,3
Powersystem	Professional Eiweiss Riegel	Riegel	45	400	35,0	41,0	12,0	k.A.	k.A.	180	16,0	18,0	5,4
Powerbar	Protein Plus Drink	Shake	500	91	10,0	12,0	0,3	k.A.	N	454	50,0	60,0	1,5
Multipower	55 g Protein Shake	Shake	500	90	11,0	10,6	0,3	k.A.	N	450	55,0	53,0	1,6
Multipower	Fit Protein	Shake	500	84	10,6	10,0	0,2	k.A.	N	421	53,0	50,0	1,0
Multipower	Fitness Shake	Shake	330	56	7,6	5,1	0,5	k.A.	N	185	25,0	17,0	1,5
Multipower	Whey Protein Drink	Shake	500	27	6,0	0,1	0,1	k.A.	W/N	135	30,0	0,1	0,1
Body Attack	MET-Rx RTD 55 Protein Drink	Shake	500	50	11,0	2,0	0,2	k.A.	k.A.	294	55,0	10,0	1,0
Body Attack	Protein Drink	Shake	500	89	11,0	10,6	0,3	k.A.	V/N	445	55,0	53,0	1,5
Body Attack	Low Carb Protein Shake	Shake	250	55	10,0	3,0	0,3	k.A.	V/N	138	25,0	7,5	0,8
inkosport	Carbo Prot	Shake	500	111	10,4	15,2	1,0	k.A.	N	557	52,0	76,0	5,0
inkosport	Protein Drink	Shake	500	58	10	4	0,2	0,6	N	290	50,0	35,0	0,6
Laktosefrei													
Body attack	100% reines Egg Protein	Pulver	30	369	81,8	18	0	k.A.	V/N	112	25,0	5,0	0
Body attack	Extreme ISO Whey Professional	Pulver	30	387	91	3,7	0,9	11,6	V/N	116	27	1,1	0,2
Body attack	Extreme Whey Deluxe	Pulver	30	387	82,9	7,9	3,9	8,1	V/N	116	24,9	2,4	1,2
Inkosport	Soja Plus	Pulver	25	k.A.	80,0	3,5	3,6	k.A.	k.A.	k.A.	20,0	0,9	0,9
Multipower	Soya Protein	Pulver	25	374	81	1,8	4	k.A.	N	112	24	0,5	1,2
laktosefrei und vegan													
Inkospor	Protein Shake vanille	Pulver	25	372	80	3,5	3,5	9,3	N	93	20	0,9	0,9
Multipower	Soya Protein	Pulver	25	374	81	1,8	4	k.A.	N	112	24	0,5	1,2

N = nach, V = vor, W = während

Ei, Fleisch, Geflügel	kcal/100 g	EW/100 g	Leucin/100g	EW/Portion
Eier (1 Hühnerei Größe M = 60 g)		(g)	(g)	(g)
Hühnerei	154	12,9	1,1	7,7
Eiweiß	348	16,1	0,9	9,7
Eigelb	50	4,2	1,4	2,5
Fleisch (1 Portion = 150 g)				
Kalbsschnitzel	112	21,0	1,7	31,5
Kalbssteak	105	20,2	1,7	30,3
Rindergulasch	155	19,6	1,6	29,4
Rinderfilet (Lende)	152	21,2	1,7	31,8
Rindersteak/Roastbeef	175	22,5	1,8	33,8
Schweinebauch	320	16,0	1,1	24,0
Schweinebraten	177	19,9	1,4	29,9
Eisbein	178	20,4	1,4	30,6
Schweinekotelett	170	20,5	1,4	30,8
Schweinenacken	199	19,6	1,4	29,4
Schweineschnitzel	136	21,2	1,4	31,8
Schweineschwarte	135	30,0	2,1	45,0
Lammsteak	125	20,0	k. A.	30,0
Lammkotelett	200	24,9	1,9	37,4
Lammfilet	112	19,5	k. A.	29,3
Wild (1 Portion = 150 g)				
z. B. Fasan, Hase, Hirsch, Kaninchen, Reh	115–135	ca. 21	ca. 1,8	30,0
Geflügel (1 Portion = 150 g)				
Brathähnchen	166	19,9	1,5	29,9
Ente	225	18,1	1,4	27,2
Gans	338	15,7	1,3	23,6
Pute, Hähnchenfleisch	216	20,6	1,6	30,9
Innereien (1 Portion = 150 g)				
z. B. Leber, Niere	100–140	15–20	ca. 1,4	22–30

Wurst- und Fleischwaren	kcal/100 g	EW/100 g	Leucin/100 g	EW/Portion
Rohwurst (1 Portion = 30 g)		(g)	(g)	(g)
Cabanossi	450	15,2	1,1	4,6
Cervelatwurst	369	20,0	1,5	6,0
Mettwurst, streichfähig	311	17,4	1,2	5,2
Salami	360	19,7	1,5	5,9
Schinkenwurst	294	11,5	1,2	3,5
Teewurst	367	14,4	1,0	4,3
Brühwurst (1 Portion = 30 g)				
Bierschinken	180	18,3	1,3	5,5
Bockwurst	296	15,2	1,1	4,6
Bratwurst	313	16,3	1,1	4,9
Fleischkäse	302	14,2	1,0	4,3
Fleischwurst	326	14,2	1,0	4,3
Putenbrust	107	20,0	0,8	6,7
Jagdwurst	218	16,8	1,2	5,0
Leberkäse	269	17,4	1,2	5,2
Lyoner Wurst	267	13,0	0,9	3,9
Mortadella	308	12,0	0,8	3,6
Tiroler	155	23,4	1,7	7,0
Weißwurst	270	14,5	1,1	4,4
Wiener	304	14,4	1,0	4,3
Kochwurst (1 Portion = 150 g)				
Blutwurst	344	15,7	1,2	23,6
Bremer Pinkel	210	9,9	0,7	14,9
Leberwurst	328	15,2	1,1	22,8
Sülzwürste	171	23,5	1,6	35,3
Zwiebelwurst	266	12,3	1,0	18,5
Speck und Schinken (1 Portion = 150 g)				
Schweinebauchspeck	796	2,9	0,2	0,9
Schinkenspeck	152	20,7	1,5	6,2
Schinken, gekocht	121	19,5	1,4	5,9
Schinken, roh, z. B. Parmaschinken	116	18,3	1,3	5,5
Schweinespeck, z. B. Frühstücksspeck	145	17,5	1,2	5,3
Fleischwaren (1 Portion = 150 g)				
Corned Beef	141	21,7	1,8	6,5
Kasseler	172	16,6	1,2	5,0

Fisch und Meerestiere	kcal/100 g	EW/100 g	Leucin/100 g	EW/Portion
Salzwasserfisch (1 Portion = 150 g)		(g)	(g)	(g)
Heilbutt	97	20,1	1,6	30,2
Hering	206	18,2	1,5	27,3
Kabeljau	77	17,4	1,4	26,1
Makrele	182	19,0	1,5	28,5
Matjes	274	18,2	1,5	27,3
Rotbarsch	107	21,5	1,7	32,3
Sardelle	102	20,1	1,6	30,2
Sardine	119	19,4	1,6	29,1
Scholle	90	17,9	1,4	26,9
Schwertfisch	116	19,8	1,5	29,7
Seelachs	96	18,3	1,4	27,5
Seezunge	83	17,5	1,4	26,3
Steinbutt	83	16,7	1,3	25,1
Thunfisch	22	22,0	1,6	33,0
Thunfisch aus der Dose	107	26,0	k. A.	39,0
Süßwasserfisch (1 Portion = 150 g)				
Aal	278	15,0	1,2	22,5
Barsch	82	18,4	1,4	27,6
Forelle	113	20,6	1,6	30,9
Hecht	82	18,4	1,9	27,6
Karpfen	116	18,0	1,4	27,0
Lachs	131	20,1	1,6	30,2
Saibling	97	19,2	1,5	28,8
Wels	162	15,3	1,2	23,0
Zander	84	19,2	1,5	28,8
Meeres-, Schalentiere (1 Portion = 150 g)				
Auster	63	9,0	0,7	13,5
Flusskrebs	90	18,7	1,5	28,1
Garnele	102	20,3	1,6	30,5
Hummer	86	18,8	1,5	28,2
Jacobsmuschel	77	11,1	0,8	16,7
Krabben, Shrimps, Nordseekrabben	91	18,6	1,5	27,9
Languste	102	20,6	1,7	30,9
Miesmuschel	67	9,8	0,7	14,7
Tintenfisch	81	15,8	1,2	23,7
Venusmuschel	77	11,1	0,8	16,7

Milch und Milchprodukte	kcal/100 g	EW/100 g	Leucin/100 g	EW/Portion
Milch (1 Portion = 200 ml)		(g)	(g)	(g)
Milch, 0,1–3,5 %	36–64	3,4	0,3	6,8
Milchprodukte (1 Portion = 200 g)				
Buttermilch	36	3,2	0,5	6,4
Dickmilch (Sauermilch), 1,5–3,5 % Fett	64	3,4	0,3	6,8
Joghurt, 3,5 % Fett	66	3,3	0,3	6,6
Kefir, vollfett	50	3,3	0,3	6,6
Molke, natur	25	0,8	0,01	1,6
Quark, 0,2 % Fett i. Tr.	75	13,5	1,3	27,0
Quark, 20 % Fett i. Tr.	100	10,8	1,0	21,6
Quark, 40 % Fett i. Tr.	143	9	0,9	18,0
Quark, Sahne	217	7,1	0,7	14,2
(1 Portion = 30 g)				
Creme fraîche, 30 % Fett	288	2,5	0,2	0,8
Frischkäse, 70 % Fett i. Tr.	377	9,6	0,9	2,9
Frischkäse, 0,1 % Fett i. Tr.	82	13,4	1,3	4,0
Hüttenkäse, 20 % Fett i. Tr.	102	12,6	1,2	3,8
Sahne, 10 % Fett	117	3,1	0,3	0,9
Sahne, 30 % Fett	288	2,5	0,2	0,8
Sahne, gezuckert, 30 % Fett	311	2,1	0,2	0,6
Saure Sahne, 10 % Fett	117	3,1	0,3	0,9
Schlagsahne, 30 % Fett	288	2,5	0,2	0,8
Schichtkäse	100	10,8	1,0	3,2
Schmand, 24 % Fett	242	2,9	k. A.	0,9
(1 Portion = 10 g)				
Kaffeesahne, 10 % Fett	117	3,1	0,2	0,3
Kaffeesahne, 30 % Fett	271	2,6	0,2	0,3
Kaffeeweißer	549	4	0,3	0,4
Kondensmilch, 4 % Fett	111	8,8	0,7	0,9
Molkenpulver	252	10,9	1,1	1,1

Milch und Milchprodukte	kcal/100 g	EW/100 g	Leucin/100 g	EW/Portion
Käse (1 Portion = 30 g)		(g)	(g)	(g)
Hartkäse, z. B. Appenzeller, Bergkäse, Chester, Cheddar, Gryerzer, Emmentaler	294	31,9	3,0	9,6
Kochkäse (Sauermilchkäse)	122	13,8	1,3	4,1
Mozzarella aus Büffelmilch	255	19,0	1,7	5,7
Parmesan	440	32,3	3,0	9,7
Roquefort	361	21,0	2,0	6,3
Sauermilchkäse, z. B. Harzer Käse	131	30,0	2,9	9,0
Schafskäse Hirtenkäse, Feta	236	17,0	1,7	5,1
Feta, light	210	20,0	k. A.	6,0
Schmelzkäse	327	13,2	1,3	4,0
Schnittkäse, halbfest, z. B. Butterkäse, Esrom, Havarti, Gorgonzola, Scheibletten	291	20,8	2,0	6,2
Schnittkäse, halbfest, light	242	26,5	2,5	8,0
Schnittkäse, z. B. Edamer, Tilsiter, Gouda	344	24,8	2,4	7,4
Schnittkäse, light	256	27,4	2,6	8,2
Weichkäse, z. B. Brie, Camembert, Limburger, Romadur, Münster, Bavaria blu	275	20,1	1,9	6,0
Weichkäse, light	175	24,3	2,3	7,3

Nüsse und Kerne

Nüsse, Kerne (1 Portion = 20 g)	kcal/100 g	EW/100 g	Leucin/100 g	EW/Portion
		(g)	(g)	(g)
Haselnuss	636	12,0	0,7	2,4
Kokosnuss	358	3,9	0,3	0,8
Kürbiskern	560	24,4	1,8	4,9
Leinsamen	372	24,4	1,6	4,9
Macadamianuss	676	7,5	0,4	1,5
Mandel	569	18,7	1,3	3,7
Marone	173	2,4	0,1	0,5
Mohn	472	20,2	1,4	4,0
Paranuss	660	13,6	1,0	2,7
Pecannuss	692	9,3	0,6	1,9
Pinienkern	575	24	1,7	4,8
Pistazie	574	17,6	1,3	3,5
Sesam	559	17,7	1,2	3,5
Sonnenblumenkern	574	22,6	1,5	4,5
Walnuss	654	14,4	1,0	2,9
Low-Carb-Mehle (1 Portion = 25 g)				
Haselnussmehl	652	12	0,8	3,1
Kokosmehl	255	18	k. A.	4,5
Mandelmehl	282	36	k. A.	9,1
Sojabohnenmehl	397	40	2,9	10,0
Lupinenmehl	257	41	7,0	10,3
Linsenmehl	319	24	1,8	6,1
Brotaufstriche (1 Portion = 15 g)				
Mandelmus	664	15,1	1,0	2,3
Sonnenblumenkernmus	593	19,7	1,3	3,0
Haselnussmus	652	12,3	0,8	1,8
Erdnussmus	578	26,3	1,8	3,9
Erdnussbutter	597	22,2	1,8	3,3

Hülsenfrüchte und Gemüse	kcal/100 g	EW/100 g	Leucin/100 g	EW/Portion
Hülsenfrüchte (1 Portion = 20 g)		(g)	(g)	(g)
Cashewnuss	568	17,5	1,3	3,5
Erdnuss	561	25,3	1,7	5,1
Bohnen, weiß	263	21	1,8	4,3
Bohnen, grün	25	2,4	0,2	0,5
Erbsen	82	6,7	0,4	1,3
Kirchererbsen	141	7,5	0,6	1,5
Kidneybohnen	251	22,1	1,7	4,4
Kidneybohnen, Konserve	251	5	0,4	1,0
Linsen	309	23,5	1,7	4,7
Sojabohnen	143	11,9	0,8	2,4
Zuckererbsen/-schoten	60	4	0,3	0,8
Gemüse (1 Portion = 200 g)				
Blumenkohl	23	2,5	0,2	5
Brokkoli	26	3,3	0,2	6,6
Grünkohl	37	4,3	0,3	8,6
Rosenkohl	36	4,5	0,2	9
Spinat	17	2,5	0,2	5
Wirsing	26	3	0,2	6
Wurzelpetersilie	37	2,9	0,1	5,8
Pilze (1 Portion = 200 g)				
Austernpilze	11	3,5	k. A.	7
Morchel	11	2,5	0,1	5
Steinpilze	20	3,1	0,2	6,2
Pfefferlinge	12	1,6	0,1	3,2
Shiitake	42	2,3	0,1	4,6
Champignons	15	2,7	0,1	5,4
Getrocknete Pilze (1 Portion = 25 g)				
Champignons	211	38,1	1,6	9,5
Steinpilze	149	27,1	1,2	6,8
Pfifferlinge	120	16,4	1,2	4,1
Morchel	98	14,6	1,0	3,7
Shiitake	237	8,8	0,5	2,2

Eiweißreiche vegetarische Lebensmittel	kcal/100 g	EW/100 g	Leucin/100g	EW/Portion
(1 Portion = 150 g)		(g)	(g)	(g)
Glutenfleisch (Seitan)	121	13,2	1,0	19,8
Seidentofu	52	5,5	0,4	8,3
Sojabratlinge	347	23,6	1,7	35,4
Sojamilch (Sojadrink)	27	2,0	k. A.	3,0
Sojagranulat	442	39,5	k. A.	7,9
Sojanudeln	387	45,0	k. A.	67,5
Sojawürstchen	292	10,0	0,8	15,0
Tempeh	152	19,0	1,7	28,5
Tofu	129	13,5	1,2	20,3

Getreide und Cerealien

Getreidesorten (1 Portion = 50 g)	kcal/100 g	EW/100 g	Leucin/100 g	EW/Portion
		(g)	(g)	(g)
Amaranth	368	14,5	k. A.	7,3
Buchweizen	340	9,1	0,5	4,6
Bulgur	325	9,0	0,6	4,5
Gerste	320	9,8	0,7	4,9
Grünkern	324	10,8	0,7	5,4
Hafer	353	11,7	0,8	5,9
Hirse	354	9,8	1,2	4,9
Mais	331	8,5	1,1	4,3
Quinoa	351	12,2	k. A.	6,1
Reis	349	6,8	0,6	3,4
Roggen	294	9,0	0,6	4,5
Weizen	313	11,7	0,8	5,9

Im Rahmen einer Low-Carb-Ernährung sollten diese Lebensmittel nur in moderater Menge gegessen werden!

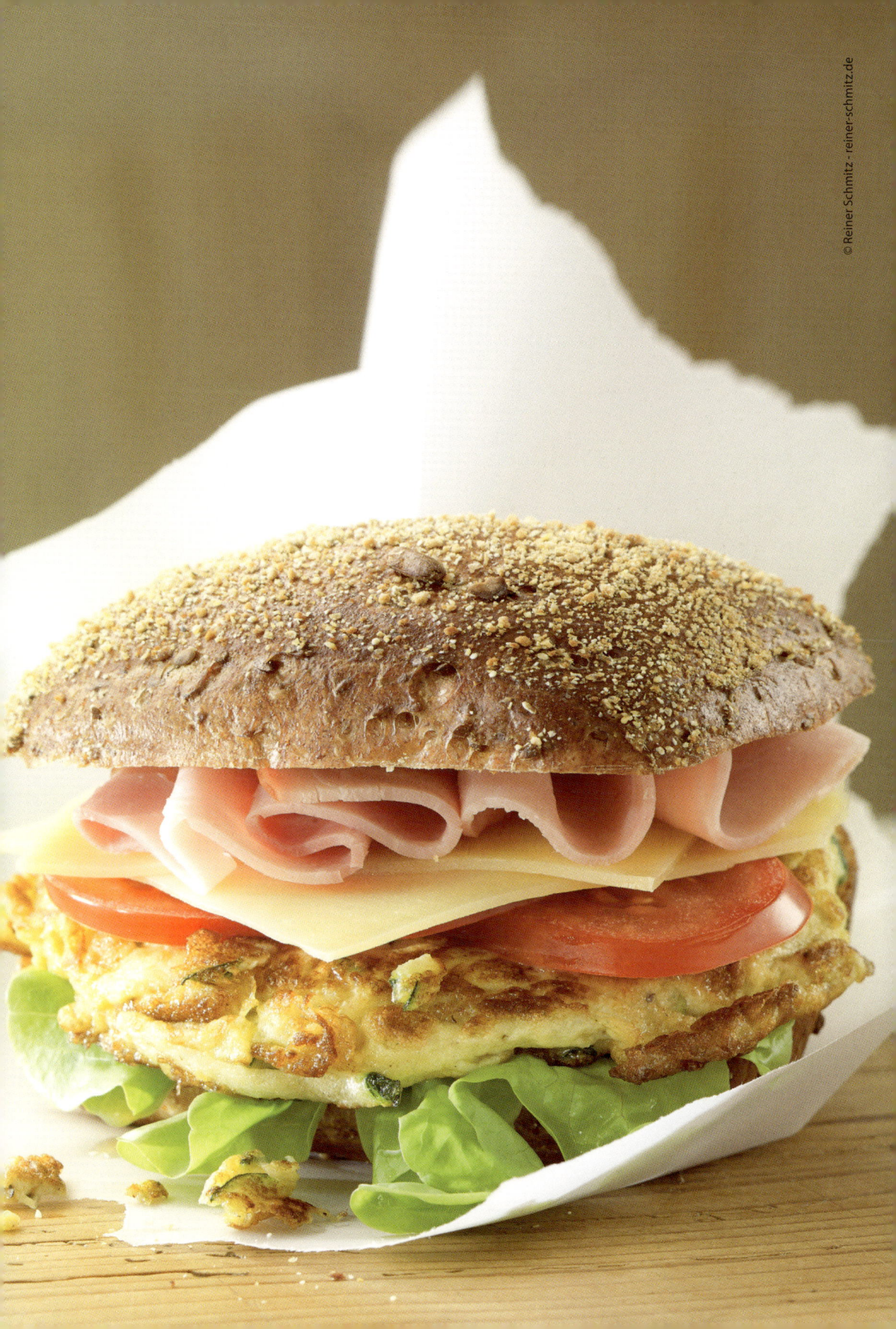

[Anhang]
Literaturliste

Unsere Quellenangaben beziehen sich – abgesehen von einigen Arbeiten aus der Grundlagenforschung der Muskelphysiologie – ausschließlich auf Humanstudien, also Untersuchungen am Menschen. Die Forschung mit Tieren mag eine bessere Kontrolle der Versuchsbedingungen erlauben, aber Mäuse, Ratten und selbst Affen sind eben keine Menschen. Jahrzehnte der medizinischen Forschung zeigen, dass es nicht die Regel, sondern die Ausnahme ist, wenn die Ergebnisse aus Tierstudien auf den Menschen übertragbar sind! Ich halte sie deshalb im Rahmen ernährungsphysiologischer und trainingswissenschaftlicher Forschung in den allermeisten Fällen für nicht relevant und begründe daher auch meine Aussagen nur auf Resultate aus der Humanforschung. Auch Sie sollten nicht den Fehler machen, auf vollmundige Werbeaussagen hereinzufallen, die ausschließlich auf Ergebnissen aus Tierstudien beruhen – wenn überhaupt eine wissenschaftliche Basis hinter dem Marketing steckt.

Vorwort

Bamman MM, Petrella JK, Kim JS, Mayhew DL & Cross JM: Cluster analysis tests the importance of myogenic gene expression during myofiber hypertrophy in humans. J Appl Physiol 2007; 102: 2232–2239.

Fiatarone MA, O'Neill EF, Doyle N, Clements KM, Roberts SB, Kehayias JJ, Lipsitz LA & Evans WJ: The Boston FICSIT study: the effects of resistance training and nutritional supplementation on physical frailty in the oldest old. J Am Geriatr Soc 1993; 41(3): 333–7.

Petrella JK, Kim JS, Mayhew DL, Cross JM & Bamman MM: Potent myofiber hypertrophy during resistance training in humans is associated with satellite cell-mediated myonuclear addition: a cluster analysis. J Appl Physiol 2008; 104: 1736–1742.

Timmons JA: Variability in training-induced skeletal muscle adaptation. J Appl Physiol 2011; 110(3): 846–53.

Kapitel 1 – Wie viel Kalorien (ver-)brauchen Sie eigentlich?

Crouter SE, Albright C & Bassett DR Jr.: Accuracy of polar S410 heart rate monitor to estimate energy cost of exercise. Med Sci Sports Exerc 2004; 36(8):1433–9.

Dulloo AG & Jacquet J: Adaptive reduction in basal metabolic rate in response to food deprivation in humans: a role for feedback signals from fat stores. Am J Clin Nutr 1998; 68(3): 599–606.

Farinatti P, Castinheiras Neto AG & da Silva NL: Influence of resistance training variables on excess postexercise oxygen consumption: A systematic review. ISRN Physiology 2013; Article ID 825026.

Keys A, Brožek J, Henschel A, Mickelsen O & Taylor HL: The Biology of Human Starvation (2 volumes). University of Minnesota Press 1950.

McClave SA & Snider HL: Dissecting the energy needs of the body. Curr Opin Clin Nutr Metab Care 2001; 4(2): 143–7.

Mifflin MD, St Jeor ST, Hill LA, Scott BJ, Daugherty SA & Koh YO: A new predictive equation for resting energy expenditure in healthy individuals. Am J Clin Nutr 1990; 51(2): 241–247.

Schuenke MD, Mikat RP & McBride JM: Effect of an acute period of resistance exercise on excess post-exercise oxygen consumption: implications for body mass management. Eur J Appl Physiol 2002; 86(5): 411–7.

Kapitel 2 – Kohlenhydrate: Der gefährliche Supersprit

American College of Sports Medicine (ACSM): ACSM's Guidelines for Exercise Testing and Prescription (9th ed.). Baltimore: Lippincott Williams & Wilkins 2013.

Bornet FR, Jardy-Gennetier AE, Jacquet N & Stowell J: Glycaemic response to foods: impact on satiety and long-term weight regulation. Appetite 2007; 49(3): 535–53.

Bray GA: Fructose and risk of cardiometabolic disease. Curr Atheroscler Rep 2012; 14(6): 570–8.

Chang KT, Lampe JW, Schwarz Y, Breymeyer KL, Noar KA, Song × & Neuhouser ML: Low glycemic load experimental diet more satiating than high glycemic load diet. Nutr Cancer 2012; 64(5): 666–73.

Dhingra R, Sullivan L, Jacques PF, Wang TJ, Fox CS, Meigs JB, D'Agostino RB, Gaziano JM & Vasan RS: Soft drink consumption and risk of developing cardiometabolic risk factors and the metabolic syndrome in middle-aged adults in the community. Circulation 2007; 116(5): 480–8.

Food and Nutrition Board, National Academy of Sciences: Recommended Dietary Allowances, revised 1945. National Research Council, Reprint and Circular Series, No. 122, 1945 (Aug), p. 3–18.

Grandjean AC, Reimers KJ, Bannick KE & Haven MC: The effect of caffeinated, non-caffeinated, caloric and non-caloric beverages on hydration. J Am Coll Nutr 2000; 19: 591–600.

Liu S, Willett WC, Stampfer MJ, Hu FB, Franz M, Sampson L, Hennekens CH, Manson JE: A prospective study of dietary glycemic load, carbohydrate intake, and risk of coronary heart disease in US women. Am J Clin Nutr 2000; 71: 1455–1461.

Meinders AJ, Meinders AE: [How much water do we really need to drink?] [Article in Dutch]. Ned Tijdschr Geneeskd 2010; 154: A1757.

Negoianu D & Goldfarb S: Just add water.J Am Soc Nephrol 2008; 19(6): 1041–3.

Noakes TD: Drinking guidelines for exercise: what evidence is there that athletes should drink »as much as tolerable«, »to replace the weight lost during exercise« or »ad libitum«? J Sports Sci 2007; 25(7): 781–96.

Popkin BM, D'Anci KE, Rosenberg IC: Water, hydration, and health. Nutr Rev 2010; 68(8):439–58.

Salmeron J, Ascherio A, Rimm EB, Colditz GA, Spiegelman D, Jenkins DJ, Stampfer MJ, Wing AL & Willett WC: Dietary fiber, glycemic load, and risk of NIDDM in men. Diabetes Care 1997; 20: 545–50.

Salmeron J, Manson JE, Stampfer MJ, Colditz GA, Wing AL & Willett WC: Dietary fiber, glycemic load, and risk of non-insulin-dependent diabetes mellitus in women. JAMA 1997; 12; 277: 472–7.

Stare FJ & McWilliams M: Nutrition for Good Health. Fullerton, CA: Plycon, 1974, p. 175.

Thornton SN: Thirst drives us to drink at least two litres of water a day. Aust N Z J Public Health 2012; 36(6): 585.

Valtin H: »Drink at least eight glasses of water a day.« Really? Is there scientific evidence for »8 × 8«? Am J Physiol Regul Integr Comp Physiol 2002; 283(5): R993–1004.

Wolever TM & Bolognesi C: Prediction of glucose and insulin responses of normal subjects after consuming mixed meals varying in energy, protein, fat, carbohydrate and glycemic index. J Nutr 1996; 126(11): 2807–12.

Kapitel 3 – Fett: Viel besser als sein Ruf

Bortolotti M, Tappy L & Schneiter P: Fish oil supplementation does not alter energy efficiency in healthy males. Clin Nutr 2007; 26(2): 225–30.

Buckley JD & Howe PR: Long-chain omega-3 polyunsaturated fatty acids may be beneficial for reducing obesity-a review. Nutrients 2010; 12: 1212–30.

Couet C, Delarue J, Ritz P, Antoine JM & Lamisse F: Effect of dietary fish oil on body fat mass and basal fat oxidation in healthy adults. Int J Obes Relat Metab Disord 1997; 21(8): 637–43.

Fischer-Posovszky P, Kukulus V & Wabitsch M: Konjugierte Linolsäuren (CLA) und ihre Bedeutung für die Reduktion des Körperfettes. MMW Fortschr Med 2007; 149(Orig) (4): 128–131.

Hill AM, Buckley JD, Murphy KJ & Howe PR: Combining fish-oil supplements with regular aerobic exercise improves body composition and cardiovascular disease risk factors.

Kalupahana NS, Claycombe KJ & Moustaid-Moussa N: (n-3) Fatty acids alleviate adipose tissue inflammation and insulin resistance: mechanistic insights. Clin Nutr 2007; 85(5): 1267–74.

Macaluso F, Barone R, Catanese P, Carini F, Rizzuto L, Farina F & Di Felice V: Do fat supplements increase physical performance? Nutrients 2013; 5(2): 509–24.

Munro IA & Garg ML: Prior supplementation with long chain omega-3 polyunsaturated fatty acids promotes weight loss in obese adults: a double-blinded randomised controlled trial. Food Funct 2013; 4(4): 650–8.

Noreen EE, Sass MJ, Crowe ML, Pabon VA, Brandauer J & Averill LK: Effects of supplemental fish oil on resting metabolic rate, body composition, and salivary cortisol in healthy adults. J Int Soc Sports Nutr 2010; 7: 31.

Onakpoya IJ, Posadzki PP, Watson LK, Davies LA & Ernst E: The efficacy of long-term conjugated linoleic acid (CLA) supplementation on body composition in overweight and obese individuals: a systematic review and meta-analysis of randomized clinical trials. Eur J Nutr 2012: 51(2): 127–34.

Pedersen MH, Mølgaard C, Hellgren LI, Matthiessen J, Holst JJ & Lauritzen L: The effect of dietary fish oil in addition to lifestyle counselling on lipid oxidation and body composition in slightly overweight teenage boys. J Nutr Metab. 2011; 2011: 348368.

Smith GI, Atherton P, Reeds DN, Mohammed BS, Rankin D, Rennie MJ & Mittendorfer B: Dietary omega-3 fatty acid supplementation increases the rate of muscle protein synthesis in older adults: a randomized controlled trial. Am J Clin Nutr 2011; 93(2): 402–12.

Smith GI, Atherton P, Reeds DN, Mohammed BS, Rankin D, Rennie MJ & Mittendorfer B: Omega-3 polyunsaturated fatty acids augment the muscle protein anabolic response to hyperinsulinaemia-hyperaminoacidaemia in healthy young and middle-aged men and women. Clin Sci (Lond) 2011; 121(6): 267-78.

Strobel C, Jahreis G & Kuhnt K: Survey of n-3 and n-6 polyunsaturated fatty acids in fish and fish products. Lipids Health Dis 2012; Oct 30;11: 144.

Thorsdottir I, Tomasson H, Gunnarsdottir I, Gisladottir E, Kiely M, Parra MD, Bandarra NM, Schaafsma G & Martínéz JA: Randomized trial of weight-loss-diets for young adults varying in fish and fish oil content. Int J Obes (Lond) 2007; 31:1560–6.

Whigham LD, Watras AC & Schoeller DA: Efficacy of conjugated linoleic acid for reducing fat mass: a meta-analysis in humans. Am J Clin Nutr 2007; 85(5): 1203–11.

Kapitel 4 – Proteine: Der unersetzliche Baustoff

Areta JL, Burke LM, Ross ML, Camera DM, West DW, Broad EM, Jeacocke NA, Moore DR, Stellingwerff T, Phillips SM, Hawley JA & Coffey VG: Timing and distribution of protein ingestion during prolonged recovery from resistance exercise alters myofibrillar protein synthesis. J Physiol 2013; 591(Pt 9): 2319–31.

Block RJ & Mitchell HH: The correlation of the amino acid composition of proteins with their nutritive value. Nutr Abstr Rev 1946; 16: 249.

Boirie Y, Dangin M, Gachon P, Vasson MP, Maubois JL & Beaufrère B: Slow and fast dietary proteins differently modulate postprandial protein accretion. Proc Natl Acad Sci U S A. 1997; 94(26): 14930–5.

Bonjour JP: Protein intake and bone health. Int J Vitam Nutr Res. 2011 Mar;81(2-3):134–42.

Burke LM, Hawley JA, Ross ML, Moore DR, Phillips SM, Slater GR, Stellingwerff T, Tipton KD, Garnham AP & Coffey VG: Preexercise aminoacidemia and muscle protein synthesis after resistance exercise. Med Sci Sports Exerc. 2012 Oct;44(10):1968–77.

Campbell B, Kreider RB, Ziegenfuss T et al.: International Society of Sports Nutrition: Protein and exercise. J Int Soc Sports Nutr 2007; 4: 8.

Campbell WW, Trappe TA, Wolfe RR & Evans WJ: The recommended dietary allowance for protein may not be adequate for older people to maintain skeletal muscle. J Gerontol A Biol Sci Med Sci 2001; 56(6): M373–80.

Clifton PM & Keogh J: Metabolic effects of high-protein diets. Curr Atheroscler Rep 2007; 9(6): 472–8.

Dideriksen K, Reitelseder S, Holm L: Influence of amino acids, dietary protein, and physical activity on muscle mass development in humans. Nutrients 2013; 5(3): 852–76.

Gaffney-Stomberg E, Insogna KL, Rodriguez NR & Kerstetter JE: Increasing dietary protein requirements in elderly people for optimal muscle and bone health. J Am Geriatr Soc 2009; 57(6): 1073–9.

Hulmi JJ, Lockwood CM & Stout JR: Effect of protein/essential amino acids and resistance training on skeletal muscle hypertrophy: a case for whey protein. Nutrition & Metabolism 2010; 7: 51.

Jackman SR, Witard OC, Breen L, Selby A, Smith K & Tipton KD: Influence of whey protein dose on muscle protein synthesis following leg resistance exercise. Japanese Journal of Physical Fitness and Sports Medicine 2012; 61(1): 57.

Katsanos CS, Chinkes DL, Paddon-Jones D, Zhang XJ, Aarsland A & Wolfe RR: Whey protein ingestion in elderly persons results in greater muscle protein accrual than ingestion of its constituent essential amino acid content. Nutr Res 2008; 28(10): 651–8.

Katsanos CS, Kobayashi H, Sheffield-Moore M, Aarsland A & Wolfe RR: Aging is associated with diminished accretion of muscle proteins after the ingestion of a small bolus of essential amino acids. Am J Clin Nutr 2005; 82(5): 1065–73.

Kofranyi E, Jekat F, & Müller-Wecker, H.: The minimum protein requirements of humans, tested with mixtures of whole egg plus potatoes and maize plus beans. Z Physiol Chem 1970; 351: 1485–93.

Lemon P, Tarnopolsky MA, McDougall JD & Atkinson S: Protein requirements and muscle mass/strength changes in novice body builders. J Appl Physiol 1992;73: 767–75.

Lowery LM & Antonio J: Dietary Protein and Resistance Exercise. Taylor and Francis Group, Boca Raton 2012.

Lowery LM & Devia L: Dietary protein safety and resistance exercise: what do we really know? J Int Soc Sports Nutr 2009; 6:3.

Manninen AH: Hyperinsulinaemia, hyperaminoacidaemia and post-exercise muscle anabolism: the search for the optimal recovery drink. Br J Sports Med 2006; 40(11): 900–5.

McDonald L: The Protein Book: A Complete Guide for the Athlete and Coach. Lyle McDonald Publishing 2007.

Martin WF, Armstrong LE & Rodriguez NR: Dietary protein intake and renal function. Nutr Metab (Lond) 2005; 2: 25.

Max-Rubner-Institut (Hrsg.): Ergebnisbericht der Nationalen Verzehrsstudie II, Teil 1 und 2. Karlsruhe 2008.

Moore DR, Areta J, Coffey VG, Stellingwerff T, Phillips SM, Burke LM, Cléroux M, Godin JP & Hawley JA: Daytime pattern of post-exercise protein intake affects whole-body protein turnover in resistance-trained males. Nutr Metab (Lond). 2012 Oct 16;9(1): 91.

Moore DR, Robinson MJ, Fry JL, Tang JE, Glover EI, Wilkinson SB, Prior T, Tarnopolsky MA & Phillips SM: Ingested protein dose response of muscle and albumin protein synthesis after resistance exercise in young men. Am J Clin Nutr. 2009 Jan;89(1):161–8.

Paddon-Jones D, Westman E, Mattes RD, Wolfe RR, Astrup A & Westerterp-Plantenga M: Protein, weight management, and satiety. Am J Clin Nutr 2008; 87(5): 1558S–1561S.

Pellett PR & Young VR: Nutritional evaluation of protein foods. United Nations University 1980.

Pennings B, Boirie Y, Senden JM, Gijsen AP, Kuipers H & van Loon LJ: Whey protein stimulates postprandial muscle protein accretion more effectively than do casein and casein hydrolysate in older men. Am J Clin Nutr 2011; 93(5): 997–1005.

Phillips SM: A comparison of whey to caseinate. Am J Physiol Endocrinol Metab 2011; 300(3): E610; author reply E611–2.

Phillips, SM: Protein requirements and supplementation in strength sports. Nutrition 2004; 20(7-8): 689–95.

Phillips SM, Hartman JW & Wilkinson SB: Dietary protein to support anabolism with resistance exercise in young men. J Am Coll Nutr 2005; 24(2): 134S–9S.

Phillips SM, Tang JE, Moore DR et al.: The role of milk- and soy-based protein in support of muscle protein synthesis and muscle protein accretion in young and elderly persons. J Am Coll Nutr 2009; 28(4): 343–54.

Poortmans, JR & Dellalieux O: Do regular high protein diets have potential health risks on kidney function in athletes? Int J Sport Nutr Exerc Metab 2000;10: 28–38.

Reitelseder S, Agergaard J, Doessing S, Helmark IC, Lund P, Kristensen NB, Frystyk JF, Flyvbjerg A, Schjerling P, van Hall G, Kjaer M & Holm L: Whey and casein labeled with L-[1-13C]leucine and muscle protein synthesis: effect of resistance exercise and protein ingestion. Am J Physiol Endocrinol Metab 2011; 300: E231–E241.

Seligson FH & MacKey LN: Variable predictions of protein quality by chemical score due to amino acid analysis and reference pattern. J Nutr 1984; 114: 682-691.

Soenen S & Westerterp-Plantenga MS: Proteins and satiety: implications for weight management. Curr Opin Clin Nutr Metab Care 2008; 11(6): 747–751.

Soop M, Nehra V, Henderson GC, Boirie Y, Ford GC & Nair KS: Coingestion of whey protein and casein in a mixed meal: demonstration of a more sustained anabolic effect of casein. Am J Physiol Endocrinol Metab 2012; 303(1): E152–62.

Tang JE & Phillips SM: Maximizing muscle protein anabolism: the role of protein quality. Curr Opin Clin Nutr Metab Care 2009; 12: 66–71.

Thorpe MP & Evans EM: Dietary protein and bone health: harmonizing conflicting theories. Nutr Rev 2011; 69(4): 215–30.

Tipton KD & Wolfe RR: Protein and amino acids for athletes. J Sports Sci 2004; 22: 65–79.

Yang Y, Breen L, Burd NA, Hector AJ, Churchward-Venne TA, Josse AR, Tarnopolsky MA & Phillips SM: Resistance exercise enhances myofibrillar protein synthesis with graded intakes of whey protein in older men. Br J Nutr 2012; 108(10): 1780–8.

Ziegenfuss, TN, Landis JA & Lemieux RA: Protein for sports – new data and new recommendations. Strength Cond J 2010; 1(32): 6

Kapitel 5 – Nahrungsergänzungsmittel: Darf's ein bisschen mehr sein?

Barnett C, Costill D, Vukovich M, Cole K, Goodpaster B, Trappe S & Fink W: Effect of L-carnitine supplementation on muscle and blood carnitine content and lactate accumulation during high-intensity sprint cycling. Int J SportNutr 1994; 4: 280–288.

Bartoszewska M, Kamboj M & Patel DR: Vitamin D, muscle function, and exercise performance. Pediatr Clin North Am 2010; 57(3): 849–61.

Bérubé-Parent S, Pelletier C, Doré J & Tremblay A: Effects of encapsulated green tea and Guarana extracts containing a mixture of epigallocatechin-3-gallate and caffeine on 24 h energy expenditure and fat oxidation in men. Br J Nutr 2005; 94(3): 432–6.

Boschmann M & Thielecke F: The effects of epigallocatechin-3-gallate on thermogenesis and fat oxidation in obese men: a pilot study. J Am Coll Nutr 2007; 26(4): 389S–395S.

Burke DG, Candow DG, Chilibeck PD, MacNeil LG, Roy BD, Tarnopolsky MA & Ziegenfuss T: Effect of creatine supplementation and resistance-exercise training on muscle insulin-like growth factor in young adults. Int J Sport Nutr Exerc Metab 2008;18(4):389–98.

Cannell JJ, Hollis BW, Sorenson MB, Taft TN & Anderson JJ: Athletic performance and vitamin D. Med Sci Sports Exerc 2009; 41(5):1102–10.

Close GL, Leckey J, Patterson M, Bradley W, Owens DJ, Fraser WD & Morton JP: The effects of vitamin D3 supplementation on serum total 25[OH]D concentration and physical performance: a randomised dose-response study. Br J Sports Med. 2013 Feb 14 [Epub ahead of print].

Close GL, Russell J, Cobley JN, Owens DJ, Wilson G, Gregson W, Fraser WD & Morton JP: Assessment of vitamin D concentration in non-supplemented professional athletes and healthy adults during the winter months in the UK: implications for skeletal muscle function. J Sports Sci. 2013; 31(4): 344–53.

Colombani P, Wenk C, Kunz I, Krähenbühl S, Kuhnt M, Arnold M, Frey-Rindova P, Frey W, & Langhans W: Effects of L-carnitine supplementation on physical performance and energy metabolism of endurance-trained athletes: a double-blind crossover field study. Eur J Appl Physiol Occup Physiol 1996; 73(5): 434–9.

Cooke MB, Rybalka E, Williams AD, Cribb PJ, Hayes A: Creatine supplementation enhances muscle force recovery after eccentrically-induced muscle damage in healthy individuals. J Int Soc Sports Nutr 2009; 6: 13.

Cooper R, Naclerio F, Allgrove J & Jimenez A: Creatine supplementation with specific view to exercise/sports performance: an update. J Int Soc Sports Nutr 2012; 9(1): 33.

Dulloo AG, Duret C, Rohrer D, Girardier L, Mensi N, Fathi M, Chantre P & Vandermander J: Efficacy of a green tea extract rich in catechin polyphenols and caffeine in increasing 24-h energy expenditure and fat oxidation in humans. Am J Clin Nutr 1999; 70(6): 1040–5.

Durup D, Jørgensen HL, Christensen J, Schwarz P, Heegaard AM, Lind B: A reverse J-shaped association of all-cause mortality with serum 25-hydroxyvitamin D in general practice: the CopD study. J Clin Endocrinol Metab. 2012 Aug; 97(8): 2644–52.

Foster DW: The role of the carnitine system in human metabolism. Ann N Y Acad Sci 2004; 1033: 1–16.

Gregersen NT, Bitz C, Krog-Mikkelsen I, Hels O, Kovacs EM, Rycroft JA, Frandsen E, Mela DJ & Astrup A: Effect of moderate intakes of different tea catechins and caffeine on acute measures of energy metabolism under sedentary conditions. Br J Nutr 2009; 102(8):1187–94.

Gualano B, Ferreira DC, Sapienza MT, Seguro AC & Lancha AH Jr: Effect of short-term high-dose creatine supplementation on measured GFR in a young man with a single kidney. Am J Kidney Dis 2010; 55(3):e7–9.

Gualano B, Roschel H, Lancha-Jr AH, Brightbill CE & Rawson ES: In sickness and in health: the widespread application of creatine supplementation. Amino Acids 2012; 43(2): 519–29.

Gualano B, Ugrinowitsch C, Novaes RB, Artioli GG, Shimizu MH, Seguro AC, Harris RC, Lancha AH Jr: Effects of creatine supplementation on renal function: a randomized, double-blind, placebo-controlled clinical trial. Eur J Appl Physiol 2008; 103(1): 33–40.

Hamilton B: Vitamin D and human skeletal muscle. Scand J Med Sci Sports 2010; 20(2): 182–90.

Heaney RP: Assessing vitamin D status. Curr Opin Clin Nutr Metab Care 2011; 14(5): 440–4.

Hespel P & Derave W: Ergogenic effects of creatine in sports and rehabilitation. Subcell Biochem 2007; 46: 245–59.

Ho JY, Kraemer WJ, Volek JS, Fragala MS, Thomas GA, Dunn-Lewis C, Coday M, Häkkinen K & Maresh CM: l-Carnitine l-tartrate supplementation favorably affects biochemical markers of recovery from physical exertion in middle-aged men and women. Metabolism 2010; 59(8):1190–9.

Hursel R, Viechtbauer W, Dulloo AG, Tremblay A, Tappy L, Rumpler W & Westerterp-Plantenga MS: The effects of catechin rich teas and caffeine on energy expenditure and fat oxidation: a meta-analysis. Obes Rev 2011; 12(7): e573–81.

Hursel R, Viechtbauer W & Westerterp-Plantenga MS: The effects of green tea on weight loss and weight maintenance: a meta-analysis. Int J Obes (Lond) 2009; 33(9): 956–61.

Hursel R & Westerterp-Plantenga MS: Green tea catechin plus caffeine supplementation to a high-protein diet has no additional effect on body weight maintenance after weight loss. Am J Clin Nutr 2009; 89(3): 822–30.

Jagim AR, Oliver JM, Sanchez A, Galvan E, Fluckey J, Riechman S, Greenwood M, Kelly K, Meininger C, Rasmussen C & Kreider RB: A buffered form of creatine does not promote greater changes in muscle creatine content, body composition, or training adaptations than creatine monohydrate. J Int Soc Sports Nutr. 2012 Sep 13;9(1): 43.

Jurgens TM, Whelan AM, Killian L, Doucette S, Kirk S & Foy E: Green tea for weight loss and weight maintenance in overweight or obese adults. Cochrane Database Syst Rev. 2012 Dec 12;12:CD008650.

Karlic H & Lohninger A: Supplementation of L-carnitine in athletes: does it make sense? Nutrition 2004; 20(7-8): 709–15.

Kraemer WJ, Spiering BA, Volek JS, Ratamess NA, Sharman MJ, Rubin MR, French DN, Silvestre R, Hatfield DL, Van Heest JL, Vingren JL, Judelson DA, Deschenes MR & Maresh CM: Androgenic responses to resistance exercise: effects of feeding and L-carnitine. Med Sci Sports Exerc 2006; 38(7): 1288–96.

Lugaresi R, Leme M, de Salles Painelli V, Murai IH, Roschel H, Sapienza MT, Lancha Junior AH & Gualano B: Does long-term creatine supplementation impair kidney function in resistance-trained individuals consuming a high-protein diet? J Int Soc Sports Nutr 2013; 10(1): 26.

Magee PJ, Pourshahidi LK, Wallace J MW, Cleary J, Conway J, Harney E & Madigan SM: Vitamin D Status and Supplementation in Elite Irish Athletes. Int J Sport Nutr Exerc Metab. 2013 Mar 26 [Epub ahead of print].

Matsuoka LY, Ide L, Wortsman J, MacLaughlin JA & Holick MF: Sunscreens suppress cutaneous vitamin D3 synthesis. J Clin Endocrinol Metab 1987; 64(6): 1165–8.

Moran DS, McClung JP, Kohen T & Lieberman HR: Vitamin D and Physical Performance. Sports Med. 2013 May 9 [Epub ahead of print].

Ogan D & Pritchett K: Vitamin D and the Athlete: Risks, Recommendations, and Benefits. Nutrients 2013; 5(6), 1856–1868.

Pekala J, Patkowska-Sokoła B, Bodkowski R, Jamroz D, Nowakowski P, Lochyński S & Librowski T: L-carnitine--metabolic functions and meaning in humans life. Curr Drug Metab 2011; 12(7): 667–78.

Phung OJ, Baker WL, Matthews LJ, Lanosa M, Thorne A & Coleman CI: Effect of green tea catechins with or without caffeine on anthropometric measures: a systematic review and meta-analysis. Am J Clin Nutr 2010; 91(1): 73–81.

Pilz S, Frisch S, Koertke H, Kuhn J, Dreier J, Obermayer-Pietsch B, Wehr E & Zittermann A: Effect of vitamin D supplementation on testosterone levels in men. Horm Metab Res 2011; 43(3): 223-5.

Poortmans JR & Francaux M: Adverse effects of creatine supplementation: fact or fiction? Sports Med 2000; 30(3): 155–70.

Rains TM, Agarwal S & Maki KC: Antiobesity effects of green tea catechins: a mechanistic review. J Nutr Biochem 2011; 22(1): 1–7.

Rawson ES & Venezia AC: Use of creatine in the elderly and evidence for effects on cognitive function in young and old. Amino Acids 2011; 40(5): 1349–62.

Sahlin K: Boosting fat burning with carnitine: an old friend comes out from the shadow. J Physiol 2011; 589(Pt 7): 1509–10.

Stephens FB, Constantin-Teodosiu D & Greenhaff PL: New insights concerning the role of carnitine in the regulation of fuel metabolism in skeletal muscle. J Physiol 2007; 581(Pt 2): 431–44.

Stephens FB, Constantin-Teodosiu D, Laithwaite D, Simpson EJ & Greenhaff PL: An acute increase in skeletal muscle carnitine content alters fuel metabolism in resting human skeletal muscle. J Clin Endocrinol Metab 2006; 91(12): 5013–8.

Stephens FB, Evans CE, Constantin-Teodosiu D, Greenhaff PL: Carbohydrate ingestion augments L-carnitine retention in humans. J Appl Physiol 2007; 102(3): 1065–70.

Stuessi C, Hofer P, Meier C & Boutellier U: L-Carnitine and the recovery from exhaustive endurance exercise: a randomised, double-blind, placebo-controlled trial. Eur J Appl Physiol 2005; 95(5-6): 431–5.

Tarnopolsky MA: Caffeine and creatine use in sport. Ann Nutr Metab 2010; 57 Suppl 2: 1–8.

Toffanello ED, Perissinotto E, Sergi G, Zambon S, Musacchio E, Maggi S, Coin A, Sartori L, Corti MC, Baggio G, Crepaldi G & Manzato E: Vitamin D and physical performance in elderly subjects: the Pro-V.A. study. PLoS One. 2012; 7(4) :e34950.

Volek JS, Kraemer WJ, Rubin MR, Gómez AL, Ratamess NA & Gaynor P: L-Carnitine L-tartrate supplementation favorably affects markers of recovery from exercise stress. Am J Physiol Endocrinol Metab 2002; 282(2): E474–82.

Vukovich M, Costill D & Fink W: Carnitine supplementation: effect on muscle carnitine and glycogen content during exercise. Med Sci Sports Exerc 1994; 26: 1122–1129.

Wächter S, Vogt M, Kreis R, Boesch C, Bigler P, Hoppeler H & Krähenbühl S: Long-term administration of L-carnitine to humans: effect on skeletal muscle carnitine content and physical performance. Clin Chim Acta 2002; 318: 51–61.

Wall BT, Stephens FB, Constantin-Teodosiu D, Marimuthu K, Macdonald IA & Greenhaff PL: Chronic oral ingestion of L-carnitine and carbohydrate increases muscle carnitine content and alters muscle fuel metabolism during exercise in humans. J Physiol 2011; 589(Pt 4): 963–73.

Watkins CM & Lively MW: A review of vitamin d and its effects on athletes. Phys Sportsmed 2012; 40(3): 26–31.

Westerterp-Plantenga MS, Lejeune MP & Kovacs EM: Body weight loss and weight maintenance in relation to habitual caffeine intake and green tea supplementation. Obes Res 2005; 13(7): 1195–204.

Kapitel 6 – Die LOGI-Methode: Der Weg zu gesunder Ernährung

Joslin Diabetes Center: Clinical Nutrition Guideline for Overweight/Obese Adults with Type 2 Diabetes (Rev. 8/2011). Online unter: http://www.joslin.org/bin_from_cms/Nutrition_Guidelines-8.22.11%281%29.pdf

Spieth LE, Harnish JD, Lenders CM, Raezer LB, Pereira MA, Hangen SJ & Ludwig DS: A low-glycemic index diet in the treatment of pediatric obesity. Arch Pediatr Adolesc Med 2000; 154(9): 947–51.

Thomas D & Elliott EJ: Low glycaemic index, or low glycaemic load, diets for diabetes mellitus. Cochrane Database Syst Rev 2009; Jan 21;(1): CD006296.

Worm N: Glücklich und schlank. Die LOGI-Methode in Theorie und Praxis. Lünen: Systemed-Verlag, 2003.

Kapitel 7 – Aufbau und Wachstum der Muskeln

Allen DG: Eccentric muscle damage: mechanisms of early reduction of force. Acta Physiol Scand 2001; 171(3): 311–9.

Baar K.: The signaling underlying FITness. Appl Physiol Nutr Metab 2009; 34(3): 411–9.

Bamman MM, Shipp JR, Jiang J, Gower BA, Hunter GR, Goodman A, McLafferty CL Jr & Urban RJ: Mechanical load increases muscle IGF-I and androgen receptor mRNA concentrations in humans. Am J Physiol Endocrinol Metab 2001; 280(3): E383–90.

Burd NA, West DW, Staples AW, Atherton PJ, Baker JM, Moore DR, Holwerda AM, Parise G, Rennie MJ, Baker SK & Phillips SM: Low-load high volume resistance exercise stimulates muscle protein synthesis more than high-load low volume resistance exercise in young men. PLoS One 2010; 5(8): e12033.

Bweir S, Al-Jarrah M, Almalty AM, Maayah M, Smirnova IV, Novikova L & Stehno-Bittel L: Resistance exercise training lowers HbA1c more than aerobic training in adults with type 2 diabetes. Diabetol Metab Syndr 2009; 1: 27.

Carson JA: The regulation of gene expression in hypertrophying skeletal muscle. Exerc Sport Sci Rev 1997; 25: 301–20.

Carlson CJ, Fan Z, Gordon SE & Booth FW: Time course of the MAPK and PI3-kinase response within 24 h of skeletal muscle overload. J Appl Physiol 2001; 91(5): 2079–87.

Carson JA & Wei L: Integrin signaling's potential for mediating gene expression in hypertrophying skeletal muscle. J Appl Physiol 2000; 88(1): 337–43.

Clarkson PM: Eccentric exercise and muscle damage. Int J Sports Med 1997; 18 Suppl 4: S314–7.

Dunn SE, Burns JL & Michel RN: Calcineurin is required for skeletal muscle hypertrophy. J Biol Chem 1999; 274(31): 21908–12.

Haddad F & Adams GR: Selected contribution: acute cellular and molecular responses to resistance exercise. J Appl Physiol 2002; 93(1): 394–403.

Lieber RL & Friden J: Mechanisms of muscle injury after eccentric contraction. J Sci Med Sport 1999;2(3): 253–65.

Lieber RL & Friden J: Morphologic and mechanical basis of delayed-onset muscle soreness. J Am Acad Orthop Surg 2002; 10(1): 67–73.

Martineau LC & Gardiner PF: Insight into skeletal muscle mechanotransduction: MAPK activation is quantitatively related to tension. J Appl Physiol 2001; 91(2): 693–702.

McHugh MP, Connolly DA, Eston RG & Gleim GW: Exercise-induced muscle damage and potential mechanisms for the repeated bout effect. Sports Med 1999; 27(3): 157–70.

Musi N & Goodyear LJ: Insulin resistance and improvements in signal transduction. Endocrine 2006; 29(1): 73–80.

Nosaka K & Clarkson PM: Influence of previous concentric exercise on eccentric exercise-induced muscle damage. J Sports Sci 1997; 15(5): 477–83.

Nosaka K &Clarkson PM: Muscle damage following repeated bouts of high force eccentric exercise. Med Sci Sports Exerc 1995; 27(9): 1263–9

Nosaka K & Newton M: Concentric or eccentric training effect on eccentric exercise-induced muscle damage. Med Sci Sports Exerc 2002; 34(1): 63–9.

Nosaka K & Newton M: Repeated eccentric exercise bouts do not exacerbate muscle damage and repair. J Strength Cond Res 2002; 16(1): 117–122.

Nosaka K, Newton M & Sacco P: Responses of human elbow flexor muscles to electrically stimulated forced lengthening exercise. Acta Physiol Scand 2002; 174(2): 137–45.

Nosaka K & Sakamoto K: Effect of elbow joint angle on the magnitude of muscle damage to the elbow flexors. Med Sci Sports Exerc 2001;33(1): 22–9.

Nosaka K, Sakamoto K, Newton M & Sacco P: How long does the protective effect on eccentric exercise-induced muscle damage last? Med Sci Sports Exerc 2001; 33(9): 1490–5.

Nosaka K, Sakamoto K, Newton M & Sacco P: The repeated bout effect of reduced-load eccentric exercise on elbow flexor muscle damage. Eur J Appl Physiol 2001; 85(1-2): 34–40.

Paddon-Jones D & Abernethy PJ: Acute adaptation to low volume eccentric exercise. Med Sci Sports Exerc 2001; 33(7): 1213–9.

Proske U & Morgan DL: Muscle damage from eccentric exercise: mechanism, mechanical signs, adaptation and clinical applications. J Physiol 2001; 537(Pt 2): 333–45.

Rennie MJ: How muscles know how to adapt. J Physiol 2001; 535(Pt 1): 1.

Schoenfeld BJ: The mechanisms of muscle hypertrophy and their application to resistance training. J Strength Cond Res 2010; 24(10): 2857–72.

Spiering BA, Kraemer WJ, Anderson JM, Armstrong LE, Nindl BC, Volek JS & Maresh CM: Resistance exercise biology: manipulation of resistance exercise programme variables determines the responses of cellular and molecular signalling pathways. Sports Med 2008; 38(7): 527–40.

Wernbom M, Augustsson J & Thomeé R: The influence of frequency, intensity, volume and mode of strength training on whole muscle cross-sectional area in humans. Sports Med 2007; 37(3): 225–64.

Wretman C, Lionikas A, Widegren U, Lännergren J, Westerblad H & Henriksson J: Effects of concentric and eccentric contractions on phosphorylation of MAPK(erk1/2) and MAPK(p38) in isolated rat skeletal muscle. J Physiol 2001; 535(Pt 1):155–64.

Yasuda T, Fujita S, Ogasawara R, Sato Y & Abe T.: Effects of low-intensity bench press training with restricted arm muscle blood flow on chest muscle hypertrophy: a pilot study. Clin Physiol Funct Imaging 2010; 30(5): 338–43.

Kapitel 8 – Die 25 wichtigsten Übungen

Stallknecht B, Dela F & Helge JW: Are blood flow and lipolysis in subcutaneous adipose tissue influenced by contractions in adjacent muscles in humans? Am J Physiol Endocrinol Metab 2007; 292(2): E394–9.

Kapitel 9 – Die fünf Bausteine eines effektiven Trainings

Herbert RD, de Noronha M & Kamper SJ: Stretching to prevent or reduce muscle soreness after exercise. Cochrane Database Syst Rev 2011; (7): CD004577.

Irvine C & Taylor NF: Progressive resistance exercise improves glycaemic control in people with type 2 diabetes mellitus: a systematic review. Aust J Physiother 2009; 55(4): 237–46.

McHugh MP & Cosgrave CH: To stretch or not to stretch: the role of stretching in injury prevention and performance. Scand J Med Sci Sports 2010; 20(2): 169–81.

Witvrouw E, Mahieu N, Danneels L & McNair P: Stretching and injury prevention: an obscure relationship. Sports Med 2004; 34(7): 443–9.

Kapitel 10 bis 14 – So erreichen Sie Ihre Ziele

Hansen AK, Fischer CP, Plomgaard P, Andersen JL, Saltin B & Pedersen BK: Skeletal muscle adaptation: training twice every second day vs. training once daily. J Appl Physiol 2005; 98(1): 93–9.

Hopkins M, Blundell JE & King NA: Individual variability in compensatory eating following acute exercise in overweight and obese women. Br J Sports Med 2013; May 10. [Epub ahead of print]

Hopkins M, King NA & Blundell JE: Acute and long-term effects of exercise on appetite control: is there any benefit for weight control? Curr Opin Clin Nutr Metab Care 2010; 13(6): 635–40.

Hulston CJ, Venables MC, Mann CH, Martin C, Philp A, Baar K & Jeukendrup AE: Training with low muscle glycogen enhances fat metabolism in well-trained cyclists. Med Sci Sports Exer

King NA, Hopkins M, Caudwell P, Stubbs RJ & Blundell JE: Individual variability following 12 weeks of supervised exercise: identification and characterization of compensation for exercise-induced weight loss. Int J Obes (Lond) 2008; 32(1):177–84.

Szostak J & Laurant P: The forgotten face of regular physical exercise: a 'natural' anti-atherogenic activity. Clin Sci (Lond) 2011; 121(3): 91–106.

Yeo WK, Paton CD, Garnham AP, Burke LM, Carey AL & Hawley JA: Skeletal muscle adaptation and performance responses to once a day versus twice every second day endurance training regimens. J Appl Physiol. 2008 Nov;105(5): 1462–70.

LOGI-Methode

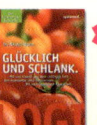

Glücklich und schlank.
Mit viel Eiweiß und dem richtigen Fett.
Das komplette LOGI-Basiswissen.
Mit umfangreichem Rezeptteil.
Dr. Nicolai Worm
978-3-927372-26-9 **19,90 €**

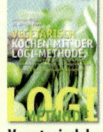

Vegetarisch kochen mit der LOGI-Methode.
LOGI ohne Fisch und Fleisch?
Na klar! 80 innovative und kreative
LOGI-Veggie-Rezepte.
Wenige Kohlenhydrate – glutenfrei!
Susanne Thiel | Dr. Nicolai Worm
978-3-927372-80-1 **19,95 €**

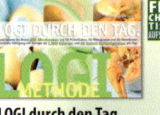

LOGI durch den Tag.
Kombinieren Sie Ihren LOGI-Abnehmplan
aus 50 Frühstücken, 50 Mittagessen
und 50 Abendessen. Maximale Sättigung
mit weniger als 1.600 Kalorien
und 80 Gramm Kohlenhydraten pro Tag!
Franca Mangiameli
978-3-927372-79-5 **29,95 €**

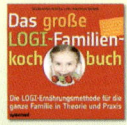

Das große LOGI-Familien-kochbuch.
Die LOGI-Ernährungsmethode für die
ganze Familie in Theorie und Praxis.
Mit 100 tollen Rezepten, die auch Kindern
schmecken.
Marianne Botta | Dr. Nicolai Worm
978-3-927372-96-2 **19,99 €**

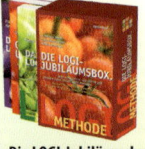

Die LOGI-Jubiläumsbox.
Zehn erfolgreiche, glückliche und schlanke
Jahre mit der LOGI-Methode.
Enthält DIE drei Standardwerke rund um
die LOGI-Methode zum Jubiläumspreis.
· Glücklich und schlank.
· Das große LOGI-Kochbuch.
· Das neue große LOGI-Kochbuch.
Dr. Nicolai Worm | Franca Mangiameli
Heike Lemberger
978-3-927372-68-9 **45,00 EUR**
(erhältlich solange der Vorrat reicht)

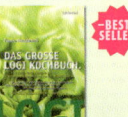

Das große LOGI-Kochbuch.
120 raffinierte Rezepte zur Ernährungs-
revolution von Dr. Nicolai Worm.
Mit exklusiven LOGI-Kompositionen
der Spitzenköche Alfons Schuhbeck,
Vincent Klink, Ralf Zacherl, Christian
Henze und Andreas Gerlach.
Franca Mangiameli
978-3-927372-29-0 **19,95 €**

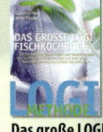

Das große LOGI-Fischkochbuch.
Köstliche Gerichte mit Fisch und Meeres-
früchten aus heimischen Gewässern und
aus aller Welt.
Susanne Thiel | Anna Fischer
978-3-942772-07-5 **19,99 €**

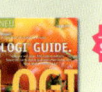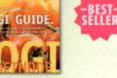

Das LOGI-Menü.
Logisch kombiniert: 50 Vorspeisen,
50 Hauptgerichte, 50 Desserts.
Franca Mangiameli
978-3-927372-60-3 **29,95 €**

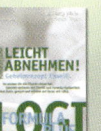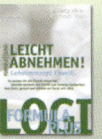

**Leicht abnehmen!
Geheimrezept Eiweiß.**
Gewicht verlieren mit Eiweiß und
Formula-Mahlzeiten. Und dann:
gesund und schlank auf Dauer mit LOGI.
Dr. Hardy Walle | Dr. Nicolai Worm
978-3-927372-39-5 **19,95 €**

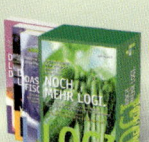

Noch mehr LOGI.
Die LOGI-Fisch-, -Back- und -Grillbox.
Über 400 raffinierte Rezepte.
Die Box beinhaltet:
· das große LOGI-Fischkochbuch
· das große LOGI-Grillbuch,
· das große LOGI-Back- und -Dessertbuch
Heike Lemberger | Franca Mangiameli
Susanne Thiel | Anna Fischer
978-3-942772-48-8 **45,00 EUR**
(erhältlich solange der Vorrat reicht)

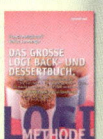

Das neue große LOGI-Kochbuch.
120 neue Rezepte – auch für Desserts,
Backwaren und vegetarische Küche.
Jede Menge LOGI-Tricks und die klügsten
Alternativen zu Pizza, Pommes und Pasta.
Franca Mangiameli | Heike Lemberger
978-3-927372-44-3 **19,95 €**

Das große LOGI-Back- und Dessertbuch.
Über 100 raffinierte Dessertrezepte,
die Sie niemals für möglich gehalten
hätten. So macht Leben nach LOGI
noch mehr Spaß!
Mit ausführlichem Stevia-Extrakapitel.
Franca Mangiameli | Heike Lemberger
978-3-927372-66-5 **19,95 €**

Die LOGI-Akademie.
LOGI lehren – LOGI verstehen.
Ein Leitfaden zur Patientenschulung
und zum Selbststudium.
Franca Mangiameli
978-3-927372-59-7 **48,00 €**

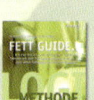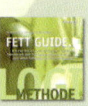

**Leicht abnehmen!
Das Rezeptbuch.**
Gewicht verlieren mit Eiweiß und Formula-
Mahlzeiten. Und für danach: 70 einfache
und abwechslungsreiche LOGI-Rezepte.
Dr. Hardy Walle
978-3-927372-40-5 **12,95 €**

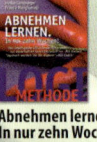

**Abnehmen lernen.
In nur zehn Wochen!**
Das intelligente LOGI-Power-Programm
zur dauerhaften Gewichtsreduktion.
Mit diesem Tagebuch werden Sie Ihr
eigener LOGI-Coach!
Heike Lemberger | Franca Mangiameli
978-3-927372-46-7 **18,95 €**

LOGI-Guide.
Tabellen mit über 500 Lebensmitteln,
bewertet nach ihrem glykämischen Index
und ihrer glykämischen Last.
Franca Mangiameli
Dr. Nicolai Worm | Andra Knauer
978-3-942772-02-0 **6,99 €**

Das große LOGI-Grillbuch.
120 heiß geliebte Grillrezepte
rund um Gemüse, Fisch und Fleisch.
Ein Fest für LOGI-Freunde.
Heike Lemberger | Franca Mangiameli
978-3-942772-12-9 **19,99 €**

Fett Guide.
Wie viel Fett ist gesund? Welches
Fett wofür? Tabellen mit über 500
Lebensmitteln, bewertet nach ihrem
Fettgehalt und ihrer Fettqualität.
Heike Lemberger
Ulrike Gonder | Dr. Nicolai Worm
978-3-942772-09-9 **9,99 €**

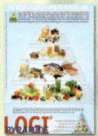

**DIN-A1-Poster:
LOGI-Pyramide.**
(erhältlich nur beim Verlag)
6,50 € zzgl. 5,00 € Versand

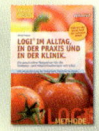

**LOGI im Alltag, in der Praxis
und in der Klinik.**
Andra Knauer
978-3-942772-31-0 **8,99 €**

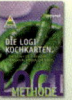

Die LOGI-Kochkarten.
Die besten LOGI-Rezepte.
Einfallsreich, einfach, preiswert.
978-3-927372-45-0 **17,95 €**

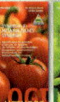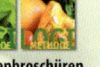

LOGI-Grundlagenbroschüren.
· Den Typ-2-Diabetes an der Wurzel packen.
· Syndrom X: Metabolisches Syndrom.
· Süßes Blut rächt sich bitter.
(erhältlich nur beim Verlag)
✦ **Paketpreis für alle drei: 7,50 €**

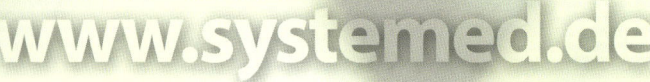

LOGI/Gesundheit

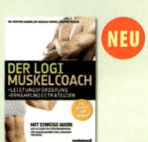 **NEU**

Der LOGI-Muskel-Coach.
Die ultimative Sporternährung für
Muskelaufbau und Ausdauertraining.
Dr. Torsten Albers | Dr. Nicolai Worm
Kirsten Segler
978-3-942772-13-6 **19,99 €**

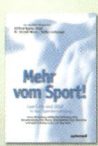

Mehr vom Sport!
Low-Carb und LOGI in der
Sporternährung.
Unter Mitwirkung zahlreicher
Spitzensportler: Boxweltmeister Felix
Sturm, Schwimmprofi Mark Warnecke,
Leichtathlet Danny Ecker und viele mehr.
Clifford Opoku-Afari | Dr. Nicolai Worm
Heike Lemberger
978-3-927372-41-2 **19,95 €**

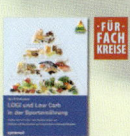

LOGI und Low Carb
in der Sporternährung.
Glykämischer Index und glykämische
Last – Einfluss auf Gesundheit
und körperliche Leistungsfähigkeit.
Jan Prinzhausen
978-3-927372-30-6 **24,90 €**

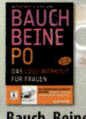

Bauch, Beine, Po – das
LOGI-Workout für Frauen. (DVD)
Inklusive ausführlichem Booklet.
Matthias Maier | Dr. Nicolai Worm
978-3-927372-98-6 **14,95 €**

Yes, I can!
Erfolgreich schlank in 365 Schritten.
Dr. Ilona Bürgel
978-3-927372-51-1 **15,00 €**

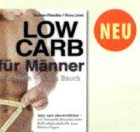 **NEU**

Low-Carb für Männer.
Ein Mann – (k)ein Bauch.
Jetzt noch übersichtlicher – mit komplett
überarbeiteter Kohlenhydrattabelle
zum Nachschlagen.
Barbara Plaschka | Petra Linné
978-3-942772-52-5 **15,99 €**

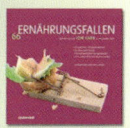

Gute Kohlenhyrate –
schlechte Kohlenhydrate
Pfunde verlieren und Energie tanken
Barbara Plaschka | Petra Linné
978-3-927372-81-8 **12,95 €**

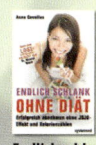

66 Ernährungsfallen
… und wie sie mit Low-Carb
zu vermeiden sind.
- in typischen Alltagssituationen
- für Büro und Freizeit
- mit Einkaufsführer im Supermarkt
- mit ausführlichem Restaurant-Guide
Barbara Plaschka | Petra Linné
978-3-927372-55-9 **15,95 €**

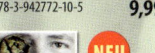
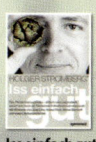

Endlich schlank ohne Diät
Erfolgreich abnehmen ohne JOJO-Effekt
und Kalorienzählen - nach dem
LOGI-Erfolgsprinzip von Dr. Nicolai Worm.
Anna Cavelius
978-3-942772-10-5 **9,99 €**

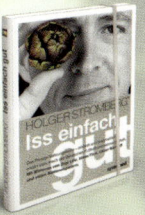 **NEU**

Iss einfach gut.
Das Prinzip Nahrungskette – einfach und
pragmatisch erklärt vom Koch der
Deutschen Fußballnationalmannschaft.
Holger Stromberg
978-3-942772-28-0 **18,99 €**
Auch erhältlich in Hardcover-Luxus-
ausführung mit Moleskine Gummi und
Saisonkalender als DIN-A3-Poster
978-3-942772-50-1 **24,99 €**

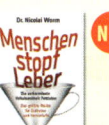 **NEU**

Menschenstopfleber.
Die verharmloste Volkskrankheit
Fettleber.
Dr. Nicolai Worm
978-3-927372-78-8 **19,99 €**

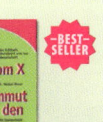 **BEST-SELLER**

Syndrom X oder
Ein Mammut auf den Teller!
Mit Steinzeitdiät aus der Wohlstandsfalle.
Dr. Nicolai Worm
978-3-927372-23-8 **19,90 €**

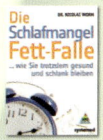

Die Schlafmangel-Fett-Falle.
Schlechter Schlaf macht dick und krank.
Wie Sie trotzdem gesund und schlank
bleiben.
Dr. Nicolai Worm
978-3-927372-94-8 **14,95 €**

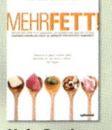

Mehr Fett!
Warum wir mehr Fett brauchen, um
gesund und schlank zu sein.
Ulrike Gonder | Dr. Nicolai Worm
978-3-927372-54-2 **19,95 €**

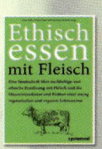

Allergien vorbeugen.
Schwangerschaft und Säuglingsalter
sind entscheidend!
Dr. Imke Reese | Christiane Schäfer
978-3-927372-50-4 **14,95 €**

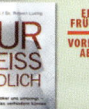 **NEU**

Ethisch Essen mit Fleisch.
Eine Streitschrift über nachhaltige und
ethische Ernährung mit Fleisch und
die Missverständnisse und Risiken einer
streng vegetarischen und veganen
Lebensweise.
Lierre Keith | Ulrike Gonder
978-3-927372-87-0 **14,99 €**

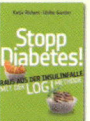

Stopp Diabetes!
Raus aus der Insulinfalle dank
der LOGI-Methode.
Katja Richert | Ulrike Gonder
978-3-927372-56-6 **16,95 €**

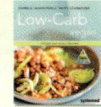 **ERSCHEINT OKTOBER 2013** VORBESTELLBAR AB SOFORT!

Low-Carb vegan.
40 Rezepte ohne tierische Lebensmittel.
Franca Mangiameli | Heike Lemberger
978-3-942772-68-6 **7,99 €**

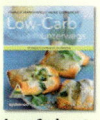 **ERSCHEINT OKTOBER 2013** VORBESTELLBAR AB SOFORT!

Low-Carb unterwegs.
40 Rezepte für die Reise und zum
Mitnehmen.
Franca Mangiameli | Heike Lemberger
978-3-942772-66-2 **7,99 €**

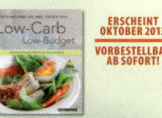 **ERSCHEINT OKTOBER 2013** VORBESTELLBAR AB SOFORT!

Low-Carb – Low Budget.
Kohlenhydratbilanzierte Küche
für den kleinen Geldbeutel.
Wolfgang Link | Dr. med. Jürgen Voll
978-3-942772-65-5 **7,99 €**

Stopp Diabetes!
Praxisbuch.
Ernährungs- und Bewegungspläne.
LOGI-Methode.
Ein besseres Leben mit Diabetes.
Katja Richert
978-3-942772-08-2 **16,99 €**

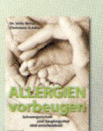 **BEST-SELLER**

Heilkraft D.
Wie das Sonnenvitamin vor Herzinfarkt, Krebs und anderen Zivilisations-
krankheiten schützt.
Dr. Nicolai Worm
978-3-927372-47-4 **15,95 €**

PUR WEISS TÖDLICH **ERSCHEINT FRÜHJAHR 2014** VORBESTELLBAR AB SOFORT!

Pur, weiß, tödlich.
Warum der Zucker uns umbringt – und
wie wir das verhindern können.
Prof. Dr. John Yudkin | Prof. Dr. Robert Lustig
978-3-942772-41-9 **14,99 €**

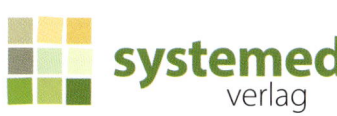

systemed
verlag

Yoga/Achtsamkeit

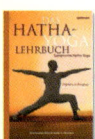

Das Hatha Yoga Lehrbuch.
Sampoorna Hatha Yoga, Perfektion in
Bewegung. Die 150 schönsten Übungen.
Marcel Anders-Hoepgen.
978-3-927372-53-5 **29,95 €**

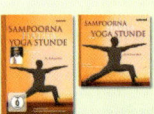

· **Sampoorna
Hatha Yoga Stunde** (DVD)
978-3-927372-64-1 **17,95 €**
· **Sampoorna
Hatha Yoga Stunde**
978-3-927372-65-8 **14,95 €**

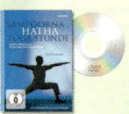

· **Sampoorna
Hatha Yoga Stunde
Stufe 2** (DVD)
978-3-942772-04-4 **17,95 €**

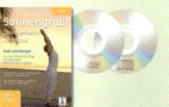

· **Sonnengruß, Teil 1** (DVD + CD)
Das perfekte Workout
978-3-927372-77-1 **16,95 €**

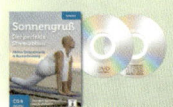

· **Sonnengruß, Teil 2** (DVD + CD)
Der perfekte Stressabbau
978-3-927372-97-9 **16,95 €**

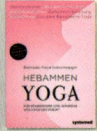

Hebammen Yoga
Übungen zur Geburtsvorbereitung
und Rückbildung. *Inkl. Mantra-Audio-CD.*
Marcel Anders-Hoepgen
978-3-927372-99-3 **19,99 €**

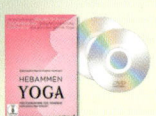

· **Hebammen Yoga** (Doppel-DVD)†
Übungen zur Geburtsvorbereitung
und Rückbildung.
978-3-942772-03-7 **16,95 €**

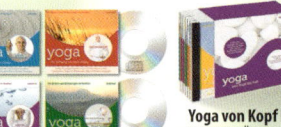

· **Augenentspannung** (CD)
978-3-927372-71-9 **8,95 €**
· **Gleichgewicht** (CD)
978-3-927372-72-6 **8,95 €**
· **Nackenentspannung** (CD)
978-3-927372-70-2 **8,95 €**
· **Oberen Rücken stärken** (CD)
978-3-927372-73-3 **8,95 €**
· **Unteren Rücken stärken** (CD)
978-3-927372-74-0 **8,95 €**
· **Bauchmuskulatur stärken** (CD)
978-3-927372-75-7 **8,95 €**

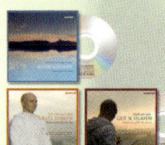

· **Besser schlafen.** (CD)
Entspannung für die Nacht.
978-3-942772-25-9 **12,99 €**
· **Gut schlafen.** (CD)
Entspannung für die Nacht.
978-3-927372-62-7 **9,95 €**
· **Kraft tanken.** (CD)
Entspannung für den Tag.
978-3-927372-61-0 **9,95 €**

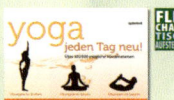

**FLIP
CHART
TISCH
AUFSTELLER**

Yoga: Jeden Tag neu!
Über 100.000 mögliche Kombinationen
für Übungseinheiten à 5 bis 10 Minuten.
Marcel Anders-Hoepgen
978-3-927372-69-6 **28,00 €**

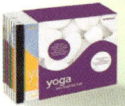

Yoga von Kopf bis Fuß.
5-Minuten-Übungen aus
dem Sampoorna Hatha Yoga.
Die Box beinhaltet:
· Augenentspannung (CD)
· Gleichgewicht (CD)
· Nackenentspannung (CD)
· Oberen Rücken stärken (CD)
· Unteren Rücken stärken (CD)
· Bauchmuskulatur stärken (CD)
Brahmadev Marcel Anders-Hoepgen
978-3-942772-45-7 **30,00 EUR**
(erhältlich solange der Vorrat reicht)

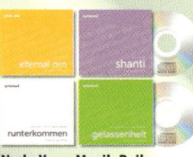

Nada-Yoga-Musik-Reihe
· **Eternal OM** (CD)
978-3-942772-16-7 **12,99 €**
· **Shanti** (CD)
978-3-942772-29-7 **12,99 €**
· **Runterkommen** (CD)
978-3-942772-17-4 **12,99 €**
· **Gelassenheit** (CD)
978-3-942772-15-0 **12,99 €**

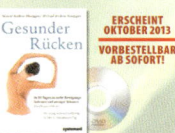

**ERSCHEINT
OKTOBER 2013
VORBESTELLBAR
AB SOFORT!**

Gesunder Rücken in 30 Tagen.
Das ganzheitliche 5-Minuten-System.
Inklusive Übungs-DVD.
Marcel Anders-Hoepgen
Michael Anders-Hoepgen
978-3-942772-53-2 **10,00 €**

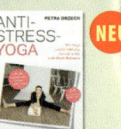

NEU

Anti-Stress-Yoga.
Mit Yoga und Ernährung zurück in die
Life-Work-Balance.
Petra Orzech
978-3-942772-46-4 **19,99 €**

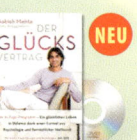

NEU

Der Glücksvertrag
Das 21-Tage-Programm. Ein glückliches
Leben in Balance dank einer Formel aus
Psychologie und fernöstlicher Heilkunst.
Inklusive DVD.
Ashish Mehta | Gela Brüggemann
978-3-942772-14-3 **19,99 €**

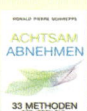

NEU

**Achtsam abnehmen –
33 Methoden für jeden Tag.**
Ronald Pierre Schweppe
978-3-942772-30-3 **12,99 €**

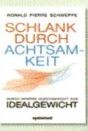

Schlank durch Achtsamkeit.
Durch inneres Gleichgewicht
zum Idealgewicht
Ronald Pierre Schweppe
978-3-942772-00-6 **14,95 €**

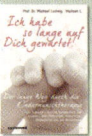

**Ich habe so lange
auf Dich gewartet!**
Der lange Weg durch die Kinderwunsch-
therapie. Ein Tagebuch – ärztlich
kommentiert und ergänzt – über
Hoffnungen, Misserfolge, Wegbegleiter
und das Wunschkind.
Prof. Dr. Michael Ludwig | Maileen L.
978-3-942772-11-2 **15,99 €**

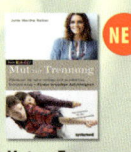

NEU

Mut zur Trennung.
Plädoyer für eine mutige und
produktive Entscheidung – Kinder
brauchen Aufrichtigkeit.
Jutta Martha Beiner
978-3-942772-47-1 **15,99 €**

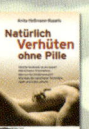

Natürlich verhüten ohne Pille.
Welche Methode ist die beste?
Alle sicheren Alternativen. Was tun bei
Kinderwunsch? Wie man die natürlichen
Techniken rasch und sicher erlernt.
Anita Heßmann-Kosaris
978-3-927372-63-4 **14,95 €**

**Homöopathie – sanfte
Heilkunst für Babys und Kinder**
Homöopathische Behandlung im Alltag
Angelika Szymczak
978-3-927372-49-8 **14,00 €** ~~19,95 €~~

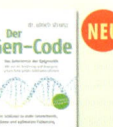

NEU

Der Gen-Code.
Das Geheimnis der Epigenetik – Wie wir
mit Ernährung und Bewegung unsere Gene
positiv beeinflussen können.
Dr. Ulrich Strunz
978-3-942772-01-3 **14,99 €**

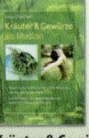

**JETZT ALS
PAPERBACK**

Kräuter & Gewürze als Medizin
· Gesund und schlank mit Vitalkräften aus
der Apotheke der Natur.
Klaus Oberbeil
978-3-942772-92-1 **15,00 €** ~~19,95 €~~

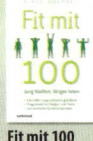

Fit mit 100
Jung bleiben, länger leben
· Ein Leben lang schlank & glücklich
· Programme für Körper und Seele
· 100 wertvolle Ernährungstipps
Klaus Oberbeil
978-3-927372-93-1 **14,99 €**

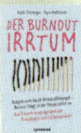

Der Burnout-Irrtum
Ausgebrannt durch Vitalstoffmangel –
Burnout fängt in der Körperzelle an!
Das Präventionsprogramm mit
Praxistipps und Fallbeispielen.
Uschi Eichinger | Kyra Hoffmann
978-3-942772-06-8 **19,99 €**

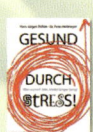
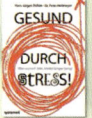

Gesund durch Stress!
Wer reizvoll lebt, bleibt länger jung!
Hans-Jürgen Richter | Dr. Peter Heilmeyer
978-3-927372-42-9 **15,95 €**

Gesundheit/Ketogene Ernährung

Auroris Taschenbücher

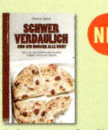

Schwer verdaulich.
Wie uns die Ernährungsindustrie mästet und krank macht.
Pierre Weill
978-3-942772-40-2 **12,95 €**

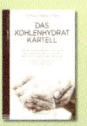

Das Kohlenhydratkartell.
Über die Diätkatastrophe, die finsteren Machenschaften der Zuckerlobby und Wege aus dem Diätendschungel.
Clifford Opoku-Afari
978-3-942772-39-6 **12,95 €**

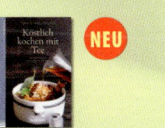

Köstlich kochen mit Tee.
Einfache und inspirierende Rezepte.
Tanja Bischof | Harry Bischof
978-3-942772-76-1 **8,95 €**

Ketogene Ernährung: Das neue Topthema bei systemed.

Krebszellen lieben Zucker – Patienten brauchen Fett.
Gezielt essen für mehr Kraft und Lebensqualität bei Krebserkrankungen.
Prof. Ulrike Kämmerer
Dr. Christina Schlatterer | Dr. Gerd Knoll
978-3-927372-90-0 **24,99 €**

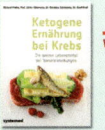

Ketoküche für Einsteiger: Rezepte & Kraftshakes.
50 ketogene Rezepte, die schmecken.
Dorothee Stuth | Ulrike Gonder
978-3-942772-42-6 **14,99 €**

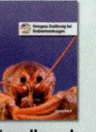

ERSCHEINT FEBRUAR 2014
VORBESTELLBAR AB SOFORT!

Ketogene Ernährung bei Krebs.
Die besten Lebensmittel bei Tumorerkrankung.
Professor Dr. Ulrike Kämmerer
Dr. Christina Schlatterer | Dr. Gerd Knoll
978-3-942772-43-3 **14,99 €**

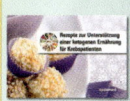

Grundlagenbroschüre Ketogene Ernährung bei Krebserkrankungen.
Prof. Ulrike Kämmerer
Dr. Christina Schlatterer | Dr. Gerd Knoll
(erhältlich nur beim Verlag) **3,50 €**

Praxisbroschüre Rezepte zur Unterstützung einer ketogenen Ernährung für Krebspatienten.
Prof. Ulrike Kämmerer | Nadja Pfetzer
(erhältlich nur beim Verlag) **6,90 €**
✦Paketpreis für beide: **8,90 €**

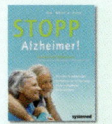

JETZT ALS PAPERBACK

Stopp Alzheimer!
Wie Demenz vermieden und behandelt werden kann.
Dr. Bruce Fife
978-3-942772-86-0 **20,00 €** ~~24,99 €~~

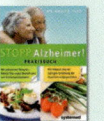

Stopp Alzheimer! Praxisbuch.
Wie Demenz vermieden und behandelt werden kann.
Dr. Bruce Fife
978-3-942772-27-3 **12,99 €**

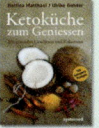

ERSCHEINT NOVEMBER 2013
VORBESTELLBAR AB SOFORT!

Ketoküche zum Genießen.
Mit gesunden Gewürzen und Kokosnuss. 100 ketogene Rezepte für Genießer.
Bettina Matthaei | Ulrike Gonder
978-3-942772-44-0 **19,99 €**

Kokosöl (nicht nur) fürs Hirn!
Wie das Fett der Kokosnuss helfen kann, gesund zu bleiben und das Gehirn vor Alzheimer und anderen Schäden zu schützen.
Ulrike Gonder
978-3-942772-38-9 **5,99 €**

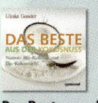

Das Beste aus der Kokosnuss.
Natives Bio-Kokosöl und Bio-Kokosmehl.
Ulrike Gonder
978-3-942772-56-3 **4,99 €**

Positives über Fette und Öle.
Warum gute Fette und Öle so wichtig für uns sind.
Ulrike Gonder
978-3-942772-57-0 **4,99 €**
Alle 3 Bücher im Paket
978-3-942772-55-6 **12,00 €**

Edition Schmieder

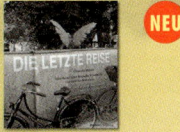

Die letzte Reise.
Eine Reise über deutsche Friedhöfe von Sylt bis Konstanz.
Clemens Menne
978-3-927372-76-4 **34,00 €**

Bestellen Sie direkt beim Verlag.

Versandkostenfreie Lieferung.

Alle bereits erschienenen Bücher sind sofort lieferbar.

Mehr Infos zum Programm, zu den Autoren und zu weiteren Neuerscheinungen finden Sie auf unserer website:

www.systemed.de.

systemed Verlag
Kastanienstraße 10
D-44534 Lünen
Telefon: 02306 63934
Fax: 02306 61460
faltin@systemed.de

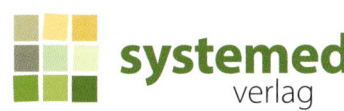

systemed verlag

Die Marke LOGI sowie die LOGI-Methode sind für die Systemed GmbH, 44534 Lünen, geschützt.

Redaktion:	systemed Verlag, Lünen
	systemed GmbH, Kastanienstraße 10, 44534 Lünen
Satz, Infografik:	A flock of sheep, Lübeck
Umschlaggestaltung:	Hauptmann & Kompanie Werbeagentur, Zürich
Druck:	Offizin Andersen Nexö Leipzig, Zwenkau
ISBN:	978-3-942772-13-6
LOGI im Internet:	www.logi-methode.de
	www.systemed.de

1. Auflage

Hinweis. Alle Informationen und Hinweise, die in diesem Buch enthalten sind, wurden von den Autoren nach bestem Wissen erarbeitet und von ihnen und dem Verlag mit größtmöglicher Sorgfalt überprüft. Unter Berücksichtigung des Produkthaftungsrechts müssen wir allerdings darauf hinweisen, dass inhaltliche Fehler und Auslassungen nicht völlig auszuschließen sind. Für etwaige fehlerhafte Angaben können die Autoren, Verlag und Verlagsmitarbeiter keinerlei Verpflichtung und Haftung übernehmen. Korrekturhinweise sind jederzeit willkommen und werden gerne berücksichtigt.

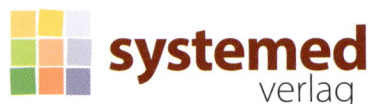

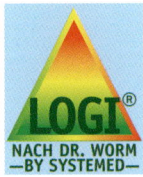